RET 1975

DES COMPLICATIONS CARDIAQUES

DU

CROUP ET DE LA DIPHTHÉRIE

ET EN PARTICULIER

DE L'ENDOCARDITE SECONDAIRE DIPHTHÉRIQUE

PAR

Le Dr F. LABADIE-LAGRAVE,

Interne lauréat des hôpitaux de Paris,
(Prix des internes: 2e division, médaille d'argent (1869); 1re division, 2e mention (1872),
Membre de la Société anatomique, de la Société d'anthropologie
et de la Société médicale d'observation,
Chevalier de la Légion d'honneur.

AVEC TRACÉS THERMOMÉTRIQUES ET UNE PLANCHE EN CHROMO-LITHOGRAPHIE

PARIS

F. SAVY, LIBRAIRE-ÉDITEUR

24, RUE HAUTEFEUILLE, 24.

1873

DES

COMPLICATIONS CARDIAQUES

DU CROUP ET DE LA DIPHTHÉRIE

ET EN PARTICULIER

DE L'ENDOCARDITE SECONDAIRE DIPHTHÉRIQUE.

OUVRAGES DU MÊME AUTEUR

Observation de **Paralysie ascendante aiguë** (*Gazette des hôpitaux*, 1870. — *Bulletins de la Société médicale d'observation*, 1871).

Contribution à **l'Étude de la dysménorrhée membraneuse**, en collaboration avec le Dr HUCHARD (*Arch. gén. de méd.*, 1870-71-72). In-8, 100 pages avec planche en chromo-lithographie. Chez Asselin, Paris, 1872.

De la température dans les maladies, par le Dr WUNDERLICH, traduit de l'allemand sur la 2e édition et précédé d'une introduction par le Dr JACCOUD, 1 vol. in-8 de 480 pages avec 38 figures dans le texte et 7 planches lithographiées. Chez Savy, Paris, 1872.

Article **Goutte**, *Nouveau dictionnaire de médecine et de chirurgie pratiques*, publié par J.-B. Baillière et fils, t. XVI, p. 552-640, 1872 (en collaboration avec le Dr JACCOUD).

Traité des maladies des reins, par le Dr ROSENSTEIN, professeur à l'Université de Gröningue, traduit de l'allemand par les Drs BOTTENTUIT et LABADIE-LAGRAVE. In-8, 600 pages. Chez A. Delahaye, Paris, 1873.

Leçons de clinique et de thérapeutique médicales, par le Dr NOEL GUENEAU DE MUSSY, médecin de l'Hôtel-Dieu, membre de l'Académie de médecine, professeur agrégé de la Faculté de médecine de Paris, etc., recueillies et annotées, en collaboration avec le Dr FERNET, médecin du bureau central des hôpitaux, professeur agrégé de la Faculté de médecine (2 vol. in-8. Chez Delahaye. Paris, 1873. — *Sous presse*).

Divers articles de critique et de bibliographie insérés dans la *Gazette hebdomadaire de médecine et de chirurgie* (1870-1873) et dans la *Revue de sciences médicales* du Dr G. HAYEM, 1873.

Des effets physiologiques et thérapeutiques des bromures de potassium, de sodium, d'ammonium, etc., par les Drs CLARKE et AMORY, traduit de l'anglais (*Gazette hebdomadaire de médecine et de chirurgie*, 1872).

Paris. A. PARENT, imprimeur de la Faculté de Médecine, rue Mr-le-Prince, 31.

DES COMPLICATIONS CARDIAQUES

DU

CROUP ET DE LA DIPHTHÉRIE

ET EN PARTICULIER

DE L'ENDOCARDITE SECONDAIRE DIPHTHÉRIQUE

PAR

Le Dr F. LABADIE-LAGRAVE,

Interne lauréat des hôpitaux de Paris,
(Prix des internes: 2e division, médaille d'argent (1869); 1re division, 2e mention (1872),
Membre de la Société anatomique, de la Société d'anthropologie
et de la Société médicale d'observation,
Chevalier de la Légion d'honneur.

AVEC TRACÉS THERMOMÉTRIQUES ET UNE PLANCHE EN CHROMO-LITHOGRAPHIE.

PARIS

F. SAVY, LIBRAIRE-ÉDITEUR

24, RUE HAUTEFEULLE, 24.

1873

DES COMPLICATIONS CARDIAQUES

DU

CROUP ET DE LA DIPHTHÉRIE

ET EN PARTICULIER

DE L'ENDOCARDITE SECONDAIRE DIPHTHÉRIQUE.

> « Syncope admodum gravis et periculosa plerumque fit ex concreto sanguinis grumo, maxime si vel in ventriculo, vel intestinis, deinde si in pectore vel vesica putrescat ; fit que ea cum pulsu parvo, respiratione difficili extremorum frigore et sudore frigido suborta interdum febre. »
>
> FERNELIUS AMBIANUS, *De abditis rerum causis.* Francfort, 1656, lib. II, cap. XV, p. 514, [De venenatis morbis.]

Notre intention n'est pas de présenter ici une étude complète et détaillée du croup et de la diphthérie. Une pareille tâche serait au-dessus de nos forces et nous n'aurions ni la présomption de vouloir l'entreprendre, ni la fatuité d'espérer l'accomplir. Nous nous bornerons simplement à reproduire avec fidélité les observations que nous avons recueillies pendant notre internat dans les hôpitaux consacrés à l'enfance, en insistant sur les points qui ont été plus particulièrement l'objet de nos recherches personnelles et qui nous paraissent dignes par leur nouveauté même de fixer l'attention des observateurs.

Les faits que nous avons observés nous semblent appelés à éclairer d'une vive lumière la nature et la pathogénie, des affections diphthéritiques, encore si obscures, malgré les travaux de Bretonneau et de son illustre élève, notre vénéré maître, Trousseau.

Mais nous laissons à de plus compétents et à de plus habiles, le soin de tirer les déductions que ces premiers résultats ont fait naître dans notre esprit et d'édifier une théorie complète de ces maladies dont nous ne pouvons donner qu'une courte et imparfaite ébauche.

Déjà, dès 1867, pendant les quelques mois d'internat provisoire passés à l'hôpital Sainte-Eugénie, nous avions commencé à rechercher les *causes de la mort dans le croup*, mais l'insuffisance de nos connaissances et le petit nombre de nécropsies ne nous permirent pas d'approfondir un sujet dont nous avions déjà reconnu l'étendue.

Depuis le commencement de l'année dernière, nous avons repris cette étude à l'hôpital des Enfants malades, et à chaque pas, nous voyions se dresser devant nous des difficultés nouvelles; l'horizon s'élargissait d'autant plus que nous progressions davantage, et la question se présentait à nos yeux sous des faces nouvelles au moment où nous croyions l'avoir résolue. — Aussi avons-nous été bientôt forcé de restreindre nos prétentions trop ambitieuses et de nous limiter à l'un des points qui nous paraissent avoir été laissés dans l'ombre par la plupart des observateurs. — Nous voulons parler des *complications cardiaques de la diphthérie.*

Mais avant d'aborder la description détaillée de ces lésions secondaires, nous ne croyons pas inutile de présenter ici le court résumé de nos recherches anatomo-pathologiques et les conclusions que nous en avons tirées :

Il existe *deux espèces de lésions anatomiques*, dans l'angine couenneuse ou gangréneuse et dans le croup ; les unes, *primitives*, dues à l'ulcération de la muqueuse du pharynx ou à la présence des fausses membranes, et les autres *secondaires*, cardiaques et emboliques.

1° Les *lésions primitives* fournies par la gangrène des parois du pharynx et par les fausses membranes de la gorge et du larynx, sont aujourd'hui bien connues des médecins.

2° Les *lésions secondaires cardiaques* et *emboliques pulmonaires* n'ont pas encore été décrites et méritent de l'être, car elles expliquent la *mort* par une lésion toute spéciale des poumons et des autres organes.

3° *Dans le cœur*, il y a presque toujours 22 fois sur 40 une *endorcardite végétante aiguë* avec des dépôts fibrineux qui sont l'origine de fréquentes embolies.

4° Les *poumons* renferment souvent, des noyaux d'*apoplexie pulmonaire* ou *infarctus* sanguins dus probablement à des *embolies artérielles* ou *capillaires*. — Ces organes présentent souvent aussi, entre leurs lobules, de petites *thromboses veineuses*. — Des *infarctus sanguins* ont quelquefois lieu sous le péricarde, entre les fibres musculaires altérées du cœur et jusque dans le tissu cellulaire sous-cutané.

5° Des *thromboses veineuses* existent dans la pie mère, dans le *cerveau*, dans les *sinus de la dure mère*, dans le *foie* et dans les différentes parties du corps.

6° Dans les cas de *diphthérie grave* et désignée sous les noms de *toxique* ou *maligne*, la fibre *musculaire du cœur* est souvent dégénérée (*myocardite*) ; quelquefois aussi la paroi interne des petites artères est elle-même enflammée (*endartérite proliférante*); les *reins* sont également altérés (*néphrite parenchymateuse*).

7° Avec ces lésions existe presque toujours une *leucocytose* plus ou moins prononcée, en général très-considérable quand le cas est très-grave.

8° L'*albuminurie* est habituellement en rapport aussi avec l'intensité de la maladie primitive. (Bouchut et Labadie-Lagrave. *Comptes-rendus de l'Académie des Sciences*. Séance du 22 juillet 1872.)

Les précédents résultats se fondent sur l'analyse attentive de 100 observations qui sont réparties de la façon suivante :

66 observations personnelles ; 13 recueillies à l'hôpital Sainte-Eugénie (service du docteur Triboulet) ; 53 à l'hôpital de l'Enfant-Jésus (service du docteur Bouchut) ; 34 qui nous ont été communiquées par notre collègue H. Rendu, interne du service du Dr Roger.

Sur ces 100 observations nous trouvons 26 guérisons et 64 morts, mais dans ces derniers cas la nécropsie n'a pas toujours pû être faite et, quand elle a été possible, les lésions que nous venons de signaler n'ont pas toujours été recherchées. — Aussi pour établir leur véritable degré de fréquence, devons-nous nous appuyer sur les cas qui ont été l'objet immédiat de nos investigations personnelles. — Les 66 cas que nous avons observés doivent être ainsi répartis :

Croup guéris...	opérés........	15	26
	non opérés....	11	
— morts.....	opérés........	30	40
	non opérés....	10	
			66

« Pourquoi meurent-ils donc, ces croupeux trachéotomisés qui devraient guérir cependant comme guérit un pendu quand on a coupé la corde qui l'étrangle? Pourquoi meurent-ils, eux qu'on croyait n'avoir qu'un croup simplement laryngé, une fausse membrane qui gênait mécaniquement le passage de l'air et qui trouvait la raison de sa gravité dans la position qu'elle occupait?

« Pourquoi meurent-ils enfin? sinon parce que la diphthérie a altéré profondément leur organisation et tari en eux les sources de la vie? » (PETER, *Thèse inaug.* Paris, 1859.)

Ce problème que se pose M. Peter, nous semble imparfaitement résolu par lui ; néanmoins il fait entrevoir un point de vue qui avait complètement échappé à l'immortel Bretonneau, qui soutenait que l'angine diphthéritique n'était mortelle qu'en pénétrant, sous le nom de croup, dans les voies respiratoires et en donnant lieu à des symptômes d'asphyxie ou de suffocation résultant de la présence des fausses membranes dans le larynx et la trachée.

L'expérience clinique démontre que l'opinion de Bretonneau était trop exclusive et Trousseau lui-même, qui a tant contribué à populariser dans l'école de Paris, les opinions de son illustre maître, a fait connaître des cas de pharyngite diphthéritique qui se sont terminés par la mort sans que le larynx ait été envahi par les fausses membranes, c'est-à-dire sans qu'il y ait eu croup.

La plupart des auteurs modernes s'accordent à rapporter vaguement la mort qui survient dans ces cas à une sorte d'intoxication générale du sang, à une *infection diphthéritique* primitive pour les uns, secondaire suivant les autres, mais dont l'imperfection de l'hématologie moderne ne leur permet pas de donner les vrais caractères.

Ne serait-il pas possible d'assigner une cause et un centre plus précis à ces accidents mortels ?

Devons-nous renoncer à pénétrer plus avant dans les *conditions étiologiques de la mort* en pareil cas, et nous borner à reproduire ces explications vagues qui ne font que voiler notre ignorance sous le masque trompeur d'un terme mal défini ? Les récents travaux entrepris dans ces dernières années sur la pathologie cardiaque, ouvrent une large voie aux nouvelles recherches et sont appelés non-seulement à donner le secret de la mort dans bien des maladies, où la terminaison fatale restait inexpliquée, mais encore à montrer que la plupart des *maladies générales constitutionnelles* et *dyscrasiques* ou *infectieuses* et *septiques*, sinon toutes, ne bornent pas leurs effets aux points primitivement affectés, mais qu'elles finissent tôt ou tard par envahir l'organisme qu'elles imprègnent pour ainsi dire tout entier et justifient ainsi la dénomination qui leur avait été appliquée par le génie antique « *morbus totius substantiæ* ».

Si l'*altération du sang* nous échappe dans sa nature, ne se révèle-t-elle pas à nous dans ses effets ? Comment expliquer autrement les lésions multiples d'organes si différents et si éloignés, si ce n'est pas la modification le plus souvent inconnue dans son essence du liquide nourricier qui les baigne, par une adultération de cette *chair coulante*, comme l'appelait Bordeu. Mais les effets de la dyscrasie sanguine ne doivent-ils pas se faire sentir tout d'abord sur les parois mêmes des vaisseaux que le sang arrose et sur les parties qui sont le plus immédiatemen en contact avec le liquide vicié : d'abord sur l'endocarde, la tunique interne des artères, les petits vaisseaux, ensuite et presque en même temps sur les différents tissus ? Telles sont les *origines de l'endocardite* et de l'*endartérite* qui compliquent un grand nombre de maladies graves : le rhumatisme aigu, l'état puerpéral, la pyohémie, les fièvres graves, les typhus, les fièvres éruptives etc.

Déjà avant 1839, M. Pigeaux, après avoir énuméré les causes les plus fréquentes de l'endocardite, s'exprimait ainsi : « Une source non moins abondante et pourtant fort peu exploitée, de causes propres à développer l'endocardite, est assurément l'altération du sang ; c'est peut-être la seule qui agisse certainement ; comme elle sévit directement sur la membrane interne du cœur, peut-être même toutes les autres causes ont-elles besoin de l'intermédiaire de celle-ci pour réagir sur le cœur, elles n'en sont probablement qu'une ou plusieurs variétés moins connues.

« Dans presque toutes les fièvres exanthématiques de mauvaise nature dont la terminaison est funeste, on reconnaît pendant la vie des symptômes d'irritation du cœur ; dans quelques cas on y trouve à l'autopsie des traces évidentes d'inflammation commençante siégeant sur la membrane interne. L'altération non contestée du sang dans les affections de ce genre est probablement encore la cause de l'endocardite.

Dans les résorptions purulentes, quand on injecte des matières putrides dans les veines, dans l'empoisonnement par le seigle ergoté, dans le charbon, chez les animaux surmenés, on observe encore les mêmes résultats » (PIGEAUX, *Traité des maladies du cœur*, Paris, 1839, t. I, p. 338).

Mais là ne s'arrête pas toujours la série des phénomènes morbides: En effet, dès ce moment, s'il résiste encore, l'organisme porte en lui *une nouvelle source d'infection*, d'où naîtront d'autres accidents le plus souvent mortels. Ainsi les *concrétions ou exsudations fibrineuses* déposées sur l'endocarde enflammé et sans cesse balayées par le sang, pourront être transportées dans le torrent circulatoire et produire dans les organes des métastases, dans le vrai sens du mot, c'est-à-dire les *infarctus* et tous les *accidents emboliques*. D'autre part, les *altérations des petits vaisseaux* amèneront des congestions passives et des apoplexies dans les différents viscères. Enfin les organes eux-mêmes dont la trame est imprégnée par le sang altéré, se prennent en dernier lieu, d'où résultent ces *inflammations viscérales secondaires* qui réagissent à leur tour sur l'organisme épuisé et le précipitent plus promptement encore vers la mort contre laquelle il lutte vainement. Tel est, en résumé, le lien qui nous parait unir entre eux, dans les maladies graves et dyscrasiques, *les phénomènes généraux* et les *affections locales* qui les compliquent.

Ce plan qui embrasse dans son ensemble les questions les plus étendues et les plus difficiles de la clinique et de la physiologie pathologique, ne saurait être enfermé dans les limites d'un semblable travail. Nous nous bornerons seulement à appliquer les données précédentes à l'étude de la *diphthérie*, en prenant ce terme dans son acception primitive, c'est-à-dire dans celle que lui ont donnée les auteurs français, Bretonneau à leur tête, et en repoussant énergiquement les significations différentes que, dans ces dernières années les médecins d'outre-Rhin ont essayé, pour la dénaturer, d'appliquer à cette maladie dont l'étude est, on peut le dire, avec un légitime orgueil, une des plus belles conquêtes de la science médicale française.

Nous engloberons donc dans une même description toutes les localisations diverses de la diphthérie : La *diphtérie pharyngée* (l'angine diphthéritique pseudo-membraneuse gangréneuse), la *diphthérie laryngée* ou le *croup* (laryngite diphthéritique pseudo-membraneuse, etc.), la *diphthérie vulvaire* ou *cutanée*, car elles relèvent toutes, à nos yeux, de la *maladie générale infectieuse*, encore inconnue dans son essence, et non définie chimiquement, mais indéniable dans ses effets.

Les *vingt-quatre observations* qui vont suivre, en reproduisant chacun de ces différents types morbides, nous représentent aussi le même processus pathologique dans sa constante uniformité. Toutes, sauf deux, ont trait à des cas terminés par la mort. Peut-être nous reprochera-t-on ce trop long nécrologe, mais il nous a paru nécessaire pour établir la réalité du fait que nous cherchons à démontrer, à savoir : que la diphthérie, quelles que soient sa localisation et sa forme, entraîne presque toujours, sinon constamment, *une inflammation aiguë de l'endocarde*, et en particulier de la partie de cette séreuse qui tapisse les *valvules auriculo-ventriculaires*.

Sur les 24 observations que nous reproduisons plus loin, 22 nous sont personnelles, et nous devons les deux autres à l'obligeance de notre collègue et ami Rendu, qui a bien voulu rechercher, d'après nos indications, l'état de la séreuse endocardiaque sur les petits malades morts du croup dans le service de son maître, M. le Dr Roger.

Parmi les 66 observations que nous avons recueillies nous-même, 13 ont été prises pendant notre internat à l'hôpital Sainte-Eugénie, en 1867, c'est-à-dire à une époque où notre attention était à peine éveillée sur cet important sujet. Mais il a été facile de nous convaincre, d'après les notes que nous avions fidèlement conservées, que si la nature des lésions cardiaques nous avait échappé, nous n'en avions pas moins constaté leur présence.

Le *fait étant ainsi posé*, il nous reste maintenant à l'interprêter, et à essayer d'en tirer d'utiles déductions pratiques. Que servirait, en effet, la simple et brutale constatation des lésions cadavériques, si l'on ne cherchait à expliquer par elles les symptômes observés sur le vivant, les causes qui ont déterminé l'issue fatale, la nature enfin des maladies que l'on s'est vainement efforcé de guérir !

L'anatomie pathologique ne serait que lettre morte, si elle n'était appelée à servir ainsi à la fois de contrôle et de flambeau à la clinique, car « les maladies, comme l'a dit l'immortel Laënnec, ne peuvent être sûrement distinguées que par leurs caractères anatomiques. » La fréquence des lésions cardiaques dans la diphthérie en nous faisant entrevoir des causes nouvelles de mort, jusqu'ici à peine soupçonnées, doit aussi nous engager à rechercher les moyens de les conjurer, et si la thérapeutique reste impuissante à les combattre, il n'en est pas moins très-utile de prévoir les dangers qui menacent la vie des malades, et de se tenir ainsi en garde contre les décevantes espérances que l'on aurait pu concevoir. « La marque suprême d'un sage et véritable médecin, a dit un célèbre auteur, consiste à présager sûrement ce que la maladie offre d'espérances et de dangers, à pénétrer sa tendance et le but où elle marche. » (Borsieri, *Instituts de médecine pratique*, p. 216. Trad. par le Dr P.-E. Chauffard).

C'est aussi à ce point de vue que l'étude des lésions secondaires de la diphthérie peut offrir un grand intérêt ; si nous ne pouvons en présenter ici qu'une incomplète esquisse, nous ne doutons pas que ces données, presque exclusivement anatomo-pathologiques, et encore bien imparfaites, ne soient bientôt reprises par des observateurs plus autorisés, et rendues par eux fécondes en applications cliniques.

Quelques sceptiques pourraient peut-être contester l'interprétation que nous avons donnée des lésions cardiaques, signalées par nous, ou s'autorisant de notre inexpérience, en suspecter même la réalité. Vous avez cru voir, nous dira-t-on, une inflammation de l'endocarde, là où n'existait qu'une simple imbibition cadavérique. N'a-t-on pas ainsi décrit autrefois des inflammations des grosses artères, quand il ne s'agissait que de simples phénomènes de transsudation passive? Pour répondre à ces objections, nous avons placé à la fin de notre travail une figure que nous devons à l'habile pinceau de notre collègue et excellent ami J. Robert, et qui représente très-fidèlement les lésions endocarditiques constatées dans l'une de nos observations (observ. V). On y voit, en effet, tracés de la façon la plus nette et la moins contestable, tous les caractères de l'inflammation de la séreuse intra-cardiaque : *rougeur*, *épaississement*, *aspect velouté velvétique*, *villeux*, *opalescent* en certains points etc., aucun trait ne manque au tableau.

Comme nouvelle preuve et comme confirmation, nous avons encore procédé avec la plus minutieuse attention à l'*examen microscopique* des parties affectées, et nous avons retrouvé, sur la séreuse enflammée, tous les caractères décrits par J. Muller, Virchow, et par MM. Cornil et Ranvier, comme propres à cette phlegmasie : *Intersusception cellulaire abondante* des éléments du tissu conjonctif de l'endocarde, *multiplication endogène* plus ou moins riche, *prolifération* des éléments embryonnaires, cellules rondes globulaires, contenant à leur centre un noyau rendu apparent par l'addition d'acide acétique.

Ne pourrait-on pas se demander si cette endocardite, que les faits précédents nous paraissent avoir rendue indéniable, ne doit pas être rattachée à une affection antérieure à la diphthérie. Cette coïncidence fortuite donnerait ainsi la raison d'un phénomène qui, par cela même, serait étranger au sujet qui nous occupe, et aurait, pour ce motif, échappé à l'attention des observateurs.

Cette objection est plus facile encore à réfuter, car, sans nier la fréquence de l'endocardite secondaire des fièvres éruptives, que Pigeaux et M. le professeur Bouillaud avaient déjà notée, et que les récents travaux de Wunderlich (endocardite rubéolique), de Trousseau, de West, de MM. Roger et Martineau (endocardite scarlatineuse), de M. Duroziez, de MM. Desnos et Huchard (endocardite varioleuse), et enfin de Fuller (endocardite érysipélateuse), ont si vivement mise en lumière, sans nier désormais la fréquence de ces endocardites, nous ferons remarquer que dans la longue liste de nos observations ne figure aucun cas de croup secondaire. Nous avons eu soin, en effet, pour nous mettre à l'abri de semblable argument, d'écarter l'observation d'une de nos petites malades de 3 ans, atteinte de scarlatine, le 28 avril dernier, puis du croup le 7 mai, qui succomba huit jours après, et à l'autopsie de laquelle nous trouvâmes une endocardite valvulaire et pariétale, accompagnée de thrombose du cœur droit.

Tous les autres cas que nous avons rassemblés se rapportent exclusivement à des affections diphthéritiques primitives, et la plus minutieuse recherche des antécédents et des commémoratifs, ne permet pas de trouver un lien de causalité entre les maladies antérieures, et l'endocardite consécutive. Ainsi donc, et pour tous ces motifs, l'existence de cette endocardite secondaire diphthéritique, nous semble un fait désormais acquis et péremptoirement démontré par les observations qui vont suivre.

CARACTÈRES ANATOMIQUES.

Les lésions que nous avons trouvées sur l'endocarde ne diffèrent pas sensiblement de celles des autres phlegmasies endocardiaques. Ces lésions nous ont paru siéger de préférence sur les valvules, et en particulier sur la *valvule mitrale*. S'il nous est permis d'établir leur degré de fréquence, d'après le petit nombre de cas observés, nous dresserons le tableau suivant, d'après l'ordre progressivement décroissant : valvule mitrale, valvule tricuspide, valvules sigmoïdes aortiques, valvules sigmoïdes pulmonaires, parois des oreillettes droite et gauche. Nous n'avons jamais rencontré d'endocardite pariétale ventriculaire.

Siége. — Les lésions de l'endocardite diphthéritique siégent, avons nous dit, de préférence sur les *valvules*. Dans tous ces cas, la face valvulaire la plus centrale, était la plus altérée; et le plus souvent même la face opposée, c'est-à-dire celle qui regarde directement la paroi ventriculaire conservait ses caractères normaux. Cette particularité justifie pleinement la remarque faite par notre savant maître, M. le Dr Jaccoud. « Cette disposition, dit-il, est la conséquence de ce fait général, que le travail inflammatoire porte sur les points qui sont les plus exposés aux influences mécaniques de pression et de distension. »

La *valvule enflammée* présente en général une *coloration* rouge, diffuse sur toute sa face supérieure ou centrale ; à quelques millimètres de son bord libre, on distingue nettement une guirlande festonnée de couleur rouge vif et le tissu examiné à la loupe offre à ce niveau une série de petites villosités, ou mieux de *saillies mamelonnées* de coloration rouge vif à leur base, grise rosée à leur partie moyenne et souvent blanchâtre à leur sommet, ces *végétations miliaires*, donnent un aspect rugueux, inégal et comme chagriné à la face valvulaire sur laquelle elles siégent. Parfois disposées en simple série linéaire ou légèrement sinueuse et ondulée, elles circonscrivent exactement le bord libre de la valvule ; d'autres fois elles forment autour d'elle comme un double feston ; plus rarement enfin, elles sont moins exactement limitées et s'étendent sur une plus large surface de la valvule, qui se trouve ainsi hérissée de ces saillies granuleuses.

Ces *lésions premières* ont pour effet de modifier les rapports d'attraction entre le sang et les tissus : les inégalités de la surface endocardiaque sont autant de points d'appel pour la coagulation de la fibrine qui forme en se précipitant au sommet de chacune de ces excroissances microscopiques, comme autant de *stalactites verruqueuses*. Les coagula fibrineux incessamment battus par l'ondée sanguine, sont parfois détachés par elle, mais souvent aussi accrus par la superposition de couches nouvelles. Ils constituent de véritables *thromboses en miniature* qui sont susceptibles de toutes les transformations propres aux coagulations sanguines. Telle nous semble devoir être l'explication de la présence de ces lamelles fibrineuses, sorte de capuchons membraneux qui coiffent le sommet des végétations endocarditiques et que nous avons pu détacher parfois de la surface de la séreuse enflammée. Mais ne pourrait-on pas imputer une autre origine à ces produits d'apparence fibrineuse qui serait peut être plus conforme aux données nosologiques, et admettre l'existence d'une *exsudation* pseudo-membraneuse, à la surface de la séreuse malade ? Cette opinion a pour elle l'appui de grands noms : Burns, Laënnec, Baillie, etc. M. le professeur Bouillaud, plus récemment encore, MM. les professeurs Hardy et Béhier, lui ont donné dans leur excellent ouvrage la consécration de leur autorité. Nous rapportons ici leurs propres paroles. « On a beaucoup dit que cette sécrétion plastique était incessamment enlevée par la circulation ; mais cette assertion qui est plutôt un a priori qu'une observation, n'empêche pas qu'on n'ait trouvé des couches pseudo-membraneuses accolées aux valvules ou même tapissant les parois des oreillettes. D'autres auteurs ont alors prétendu que ces dépôts tenaient non pas à une sécrétion opérée par les surfaces malades, mais au dépôt de la fibrine du sang battu par le jeu incessant des valvules ; nous reproduisons cette manière de voir, faisant remarquer que ces mêmes pseudo-membranes existent sur le péricarde et sur la plèvre, lesquelles n'ont aucun contact avec le sang si altéré qu'il soit. Nous croyons donc que ces dépôts sont secrétés par les surfaces elles-mêmes. »

N'y aurait-il pas lieu de se demander si cette forme d'endocardite deutéropathique ne porterait pas dans ses caractères anatomiques mêmes, le cachet de la maladie primitive et générale à laquelle elle est liée, et qui lui imprimerait ainsi un processus pathologique spécial ?

Friedreich a bien décrit il est vrai, une *inflammation diphthéritique de l'endocarde*, mais il faut bien se garder de la confondre avec celle que nous essayons d'étudier; car l'épithète diphthéritique qu'il lui assigne, est prise dans un tout autre sens, et détourne ce terme de sa signification primitive, consacrée par la tradition et par l'observation moderne. Aussi ne nous arrêterons-nous pas plus longtemps sur ce point de simple logomachie qui loin de résoudre la question ne ferait que l'obscurcir davantage.

Aux caractères anatomiques précédents, nous devons ajouter l'*épaississement* de la valvule qui semble tuméfiée, boursouflée et a perdu sa finesse et sa transparence. Examinée sous l'eau, la surface de ce voile membraneux apparait hérissée de ces végétations granuleuses, de ces petits *condylomes* que nous avons décrits.

Au microscope, en pratiquant des coupes fines, nous avons pu constater que le processus pathologique se passe tout entier dans la couche de cellules aplatiesqu correspond à la face auriculaire de la valvule. Les éléments de nouvelle formation, qui remplissaient les mailles de ce tissu, étaient constitués par de petites cellules embryonnaires rondes agglomérées, disposées en séries parallèles et d'autant plus nombreuses que l'on se rapprochait de la face supérieure de la valvule.

Les *cellules* vues à un plus fort grossissement (300 diamètres) sont assez régulièrement sphériques et mesurent environ un centième de millimètre. Par l'addition d'une goutte d'acide acétique, on voit apparaître un noyau à leur centre. Mais bientôt le corps des cellules pâlit et s'efface et les noyaux semblent alors simplement plongés dans la substance fondamentale. Nous avons vainement recherché les cellules épithéliales de l'endocarde. Mais ce fait ne doit pas nous surprendre. Ne sait-on pas en effet que l'épithélium de la membrane interne du cœur et des artères est complètement tombé vingt-quatre heures après la mort.

Nous avons eu plus rarement l'occasion d'observer les *lésions phlegmasiques des valvules sigmoïdes*. Elles étaient épaissies, opalines et de teinte uniformement rosée, circonscrites à leur base par une zône d'un rouge vif qui s'étendait sur la face ventriculaire de ces voiles membraneux,

L'endocardite pariétale des oreillettes siégeait en général sur la face postérieure de ces cavités et au pourtour de l'infundibulum de l'*auricule*. A ce niveau l'endocarde était épaissi, et sa surface était dépolie, rugueuse et parsemée de petites aspérités velvétiques.

Il résulte donc de ce qui précède que l'*endocardite* qui se montre dans le cours de la diphthérie affecte, en général, la forme *hyperplastique* ou *végétante aiguë*, qu'elle semble s'arrêter à ce premier terme du processus inflammatoire et qu'elle ne prend pas la *forme ulcéreuse* qui se montre dans certaines maladies graves infectieuses ou septiques.

Mais, si l'on veut tenir compte de la rapidité avec laquelle la mort est survenue dans les différents cas que nous avons rapportés, on s'étonnera moins peut-être de cette particularité qui semblerait étrange de prime abord, et qui paraît résulter uniquement de l'incomplète évolution de la complication cardiaque, que la mort a surprise pour ainsi dire, au moment où elle venait d'éclore, sans lui laisser le temps de se développer.

SYMPTOMES ET CARACTÈRES CLINIQUES.

L'existence de l'*endocardite diphthérique secondaire* étant anatomiquement démontrée, reste à savoir si elle peut être soupçonnée pendant la vie, en un mot, si ses caractères cliniques sont suffisants pour autoriser à porter un diagnostic exact. Malheureusement nos connaissances sur ce point sont encore beaucoup trop imparfaites pour nous permettre de présenter ici une description didactique. L'*endocardite diphthérique* au même titre que la généralité des endocardites secondaires, est presque toujours sourde et obscure dans son début, insidieuse et latente dans sa marche, mais parfois soudaine et terrible dans ses effets.

D'autre part, si l'inflammation aiguë de l'endocarde la mieux confirmée, peut passer absolument inaperçue, même dans des circonstances où son développement est assez habituel et parfaitement légitimé, comme dans la scarlatine, par exemple, bien plus grandes encore devront être les difficultés, dans les cas si complexes que nous analysons, et dans lesquels les phénomènes généraux et locaux des deux affections se mêlent et se confondent !

On comprend alors comment jusqu'ici cette endocardite a pu rester méconnue quand on réfléchit aux innombrables écueils dont son *étude clinique* est hérissée. Tout semble en effet conspirer jusqu'ici pour voiler la lésion cardiaque : l'âge du sujet qui modifie l'expression symptomatique de la maladie, la nature et le siége de l'affection primitive qui l'obscurcissent et la compliquent, les altérations du parenchyme pulmonaire, les bruits anormaux siégeant dans l'arbre respiratoire qui couvrent et masquent pour ainsi dire les signes stéthoscopiques qui lui sont propres, enfin les modifications même de l'organe central et de son contenu sanguin qui viennent apporter encore un nouvel élément de trouble et de confusion.

Tout se ligue contre l'observateur pour le détourner de cet examen ; mais si, poursuivant ses recherches avec un soin jaloux, il s'efforce de surmonter ces obstacles, il arrivera bientôt à se convaincre de la vérité de l'axiome « *Lateri hæret lethalis arundo !* »

Il devra se souvenir aussi des paroles de notre savant maître, M. le docteur Jaccoud : « L'endocardite est du nombre des maladies qui ne se dénoncent pas elles-mêmes. Elle veut être cherchée et n'est vraiment saisie que par l'exploration directe. Aussi le médecin doit-il toujours avoir l'oreille au guêt, pour ainsi dire, afin d'être averti de son approche et de la reconnaître à son premier signe (*Dictionnaire de médecine et de chirurgie pratiques*, t. XIII, p. 279, article : ENDOCARDITE.)

Quels sont donc les *signes* qui révèlent cette fâcheuse complication et quels sont les moyens qui permettront de la reconnaître ?

Parmi les SIGNES LOCAUX propres à l'endocardite aiguë, l'*ampliation de la région précordiale* fera souvent défaut ou du moins ne se montrera que trop tardivement, car au moment où la *voussure précordiale* et la *matité plus étendue du cœur*, viendront à apparaître, il ne sera déjà plus temps; car ces signes indiqueront déjà la formation d'un *caillot dans le cœur*. L'augmentation non équivoque du volume du cœur ne peut donc pas, comme l'a fait judicieusement observer notre excellent ami R. Blache dans sa thèse inaugurale, être rapportée à l'endocardite aiguë.

Les *palpitations* et la *douleur* plus ou moins vive à la région précordiale, comme tous les signes subjectifs chez les enfants, sont de médiocre valeur. Ils pourraient avoir quelque importance dans les manifestations cutanées ou pharyngiennes de la diphthérie, mais seront douteux insignifiants ou même nuls dans les cas de croup; car ces sensations plus ou moins obtuses, à supposer même qu'elles existent, ne seront-elles pas bientôt effacées et perdues au milieu de l'effrayant cortége des phénomènes dyspnéiques?

L'*auscultation* pourra dans certains cas nous donner des indices plus certains : l'existence d'un *bruit de souffle* en général *systolique* et localisé vers la pointe du cœur constitue, en effet, *le meilleur des signes*, et il nous a déjà permis de porter un diagnostic que l'examen cadavérique est venu confirmer. Mais malheureusement ce *souffle endocardiaque* n'est pas toujours perceptible et peut même faire défaut, soit que la maladie n'ait pas encore franchi ses premières phases, soit que le muscle cardiaque ait déjà perdu sa force contractile et devienne impuissant à faire vibrer ses voiles membraneux, ou qu'enfin les râles bronchiques soient assez nombreux, ou le sifflement laryngo-trachéal assez intense pour couvrir entièrement le bruit cardiaque.

Supposons, en effet, le cas le plus habituel : un enfant nous est apporté à la période asphyxique du croup. Sa voix et sa toux sont éteintes, le tirage est extrême, le sifflement laryngo-trachéal est intense, les efforts respiratoires les plus désespérés sont impuissants à vaincre l'obstacle qui s'oppose à l'entrée de l'air dans les poumons, la sensibilité est émoussée, l'asphyxie presque complète et la mort imminente. Irons-nous alors rechercher la lésion cardiaque secondaire en face d'un ennemi menaçant et si prompt à frapper, au moment où la vie est près de s'éteindre? Assurément non, et notre premier soin sera de recourir aussitôt à l'opération qui va rendre à l'infortuné patient l'air dont il a soif et l'oxygène qui doit le faire revivre.

Mais la trachéotomie terminée, nous profiterons de ce moment de bien-être, qui succède aux précédentes angoisses, de ces instants de calme, trop souvent, hélas! éphémères et trompeurs, pour ausculter le cœur de notre petit malade, en même temps que ses poumons.

Le bruit métallique et retentissant produit par le passage de l'air à travers la canule trachéale, n'étant pas encore mêlé aux gargouillements sonores qu'y pourront plus tard produire les mucosités bronchiques accumulées, il sera facile alors de percevoir nettement les *battements cardiaques* et les *souffles anormaux* qui viendront s'y ajouter. C'est ainsi que nous avons pu, après une pareille constatation, émettre des craintes sur le résultat ultérieur d'une trachéotomie qui n'ont été, peu de jours après, que trop justifiées par l'événement.

Ce bruit de souffle pathognomonique est, en pareil cas, toujours trop difficile à percevoir pour que l'on puisse essayer de *localiser exactement* son maximum d'intensité, et d'en induire ainsi le *siége précis de l'endocardite* sur l'une ou sur l'autre valvule auriculo-ventriculaire. Tout au plus pourra-t-on soupçonner l'existence d'une endocardite tricuspide, lorsqu'on percevra nettement le souffle aux environs de l'appendice xiphoïde. Nous ferons remarquer, à ce propos, que les quatre points d'élection signalés par le professeur Bacelli (de Rome) pour le maximum des bruits de souffle valvulaires chez l'adulte, ne nous ont pas paru absolument identiques chez l'enfant, et qu'en particulier les bruits morbides, dépendant de l'*orifice auriculo-ventriculaire droit*, semblent avoir *leur maximum de retentissement sur le milieu d'une ligne qui joindrait le mamelon à l'appendice xiphoïde*.

Mais en l'absence même du souffle caractéristique, il est certains signes tirés de la *palpation* et de l'*auscultation* de la région précordiale, qui peuvent déjà mettre sur la voie de la lésion latente. La *main appliquée* sur le mamelon gauche sentira parfois l'énergie et l'ampleur jointe à l'irrégularité et au tumulte des contractions cardiaques; ces sortes de *palpitations objectives* doivent toujours éveiller l'attention, car si elles ne permettent pas d'affirmer l'existence de l'endocardite, elles doivent toujours la faire soupçonner et peuvent quelquefois en marquer le début. Ajoutons à ce signe *l'étendue plus considérable* dans laquelle sera perçue *l'impulsion du cœur*, qui semblera pour ainsi dire battre dans l'oreille ou sous la main et enfin un rhythme particulier de ses contractions, tantôt violentes, tumultueuses, agitées, rapides, tantôt brusques, courtes, incomplètes et ralenties, rappelant ces *faux pas du cœur* si admirablement décrits par M. le professeur Bouillaud.

Dans les cas où cet examen serait rendu impossible, l'ingénieux *cardiographe* de M. Marey pourrait, à notre sens, rendre de grands services, en retraçant les caractères graphiques des désordres cardiaques qui échappent à nos moyens d'investigation. Il nous semblerait bien préférable au *sphygmographe*, dont l'application est si difficile chez les jeunes enfants, et qui ne nous a fourni jusqu'ici que des données bien imparfaites.

Malheureusement le volume de cet appareil enregistreur en rend l'emploi difficile, mais nous espérons cependant pouvoir y recourir pour poursuivre nos recherches.

Le *pouls*, dans l'endocardite, n'est pas toujours, comme l'ont fait, avec juste raison, observer MM. les professeurs Hardy et Béhier, en rapport exact de fréquence et de force avec les battements du cœur. Nous l'avons toujours trouvé d'une *extrême fréquence*, parfois même les pulsations étaient presque innombrables, mais il était souvent intermittent, inégal et très-irrégulier.

Nous regrettons de n'avoir à présenter ici aucun *tracé sphygmographique ;* malgré nos fréquentes tentatives, il nous a été impossible d'en obtenir de suffisamment exacts, par suite du jeune âge des sujets, de la difficulté d'application de l'instrument, et des mouvements de l'enfant au moment du fonctionnement de l'appareil. Mais nous espérons cependant pouvoir, avant peu, combler cette lacune.

LES SYMPTÔMES GÉNÉRAUX de l'endocardite diphthéritique n'ont pas tous la même valeur, mais il en est un qui nous a paru d'une importance capitale au point de vue du diagnostic : nous voulons parler de la *fièvre*, graphiquement mesurée par l'examen biquotidien de la *température*. Pour en apprécier la valeur séméiologique, il est nécessaire de préciser tout d'abord le *cycle typique* de l'affection primitive. La plupart des auteurs font à peine mention des *signes thermoscopiques* dans la diphthérie, et Wunderlich lui-même ne nous donne à ce sujet que des renseignements très-vagues, et des assertions qui ne sont appuyées sur aucune preuve. « La température, dit-il, est peu importante dans la *diphthérite pharyngée* et dans le *croup*. Il est vrai que dans ces affections aussi on peut considérer une température très-élevée comme un surcroît de danger. Mais des températures modérées, même normales, ne fournissent pas encore la moindre garantie en faveur d'une heureuse issue. La température élevée peut redescendre, et la maladie suivre son cours, jusqu'à ce que l'individu succombe. » Wunderlich (1) et Richardson (2) ont peu ajouté à cette description, déjà si incomplète (3).

Pour essayer de remplir cette lacune, nous avons eu recours à des mensurations *thermométriques*, soigneusement prises, deux fois par jour, sur les sujets atteints de croup ou d'angine couenneuse, soumis à notre observation depuis le 1er janvier de l'année dernière (1872), et pour ne pas nous étendre trop longuement sur une question qui ne se rattache qu'indirectement au sujet qui nous occupe, nous nous bornerons à présenter ici le résumé succinct des résultats fournis par l'examen comparatif de nos 55 *tracés thermiques*, dont nous avons reproduit un certain nombre dans le courant de notre travail.

1° La température initiale dans le croup et dans l'angine diphthéritique, atteint en général, et peut même dépasser 40° centigrades. Elle arrive, dès le premier jour, à ce degré, et s'y maintient ordinairement pendant deux ou trois jours, sans rémission matinale ou exacerbation vespérine notables.

2° Après avoir ainsi présenté son fastigium dès le début, elle commence à baisser dès le troisième ou quatrième jour de la maladie, et oscille habituellement alors entre 37°,5 et 38°,5, à moins qu'il ne survienne quelque poussée nouvelle ou qu'il ne se développe quelque complication.

(1) *De la température dans les maladies*, p. 376, traduit par F. Labadie-Lagrave, 1872.

(2) *The medical Record*, 1867, t. II, p 219.

Consultez aussi : Squire (*medical Times and gaz.*, 1870, t. II, p. 139), long Fox (*Ibid.*, 1869, t. II, p. 459), Billet, (*Thèse de Strasbourg*, 1869), Fouris (*Thèse de Paris*, 1871), Callandreau-Dufresne (*Thèse de Paris*, 1873).

(3) M. le Dr Faralli, dans un travail tout récent sur le cycle thermique de la diphthérie (L'*Imparziale*, 1er mars 1873), est arrivé à des résultats à peu près conformes à nos conclusions. Nous sommes heureux de voir nos recherches thermométriques confirmées par cet observateur distingué.

3° La trachéotomie ne modifie pas sensiblement la température. Immédiatement après l'opération on peut, il est vrai, constater un léger abaissement de deux ou trois dixièmes de degré, et dès le lendemain la température remonte quelquefois d'un demi-degré, sans dépasser habituellement ce chiffre.

4° Dans le cours de la maladie, le cycle thermique reste régulier ou ne dépasse jamais 39° dans les cas favorables. Mais, s'il survient une complication, la température s'élève de 1° et quelquefois même de 2° centigr. Il résulte donc que, si la maladie primitive, le croup par exemple, est parvenue au cinquième ou sixième jour, et que l'on voie apparaître à ce moment une *brusque et rapide élévation de température* dépassant 39°,5 centigr. et arrivant le plus souvent à 40° centigr. et au-dessus, il y aura tout lieu de craindre le *développement d'une complication*. Interrogez alors avec soin les *poumons*, et vous pourrez aisément reconnaître, à la percussion, une légère *matité* à la base de l'un de ces organes ; l'oreille appliquée à ce niveau percevra souvent du souffle bronchique mêlé à quelques râles sous-crépitants à très-petites bulles. Mais si, en l'absence de ces signes, la présomption d'une *pneumonie lobulaire* ou *pseudo-lobaire* doit être écartée, vos recherches se porteront sur les fonctions du *rein*, si souvent troublées en pareil cas. Examinez les urines, et si les réactifs chimiques et l'épreuve par la chaleur vous font constater de grandes quantités d'albumine dans ce liquide, vous ne serez cependant pas encore en droit d'affirmer l'existence d'une *néphrite*, que la constatation des *cylindres épithéliaux*, plus ou moins dégénérés, contenus dans l'urine et examinés au microscope, pourra seule vous déceler. Enfin, si les deux premières investigations sont restées sans résultat, l'*auscultation attentive du cœur* viendra, le plus souvent, vous donner la clef de l'énigme, en révélant la présence d'une *endocardile aiguë* en voie d'évolution, et les phénomènes, sur lesquels nous avons précédemment appelé l'attentionfourniront, des présomptions si précises et si concordantes, que la probabilité deviendra certitude.

Les *symptômes dyspnéiques* de l'endocardite étant presque toujours ajoutés à la maladie primitive, ou à ceux d'une complication pulmonaire concomitante, ne seront pas, en général, très-significatifs, et pourront souvent même passer inaperçus dans la tempête des accès d'asphyxie ; si cependant les phénomènes de dyspnée, déjà existants, viennent à augmenter brusquement, sans que cette augmentation trouve sa raison d'être dans une aggravation des lésions pulmonaires, ou dans un obstacle direct et immédiat au passage de l'air, dans les voies aériennes, le cœur, presque toujours, devra être mis en cause, car il aura été pris à son tour, et l'on en trouvera la preuve dans les signes que nous avons essayer de retracer.

La *fréquence des mouvemens respiratoires* ne peut donc pas être considérée conmme un signe suffisant de l'endocardite; elle n'acquiert quelque valeur qu'en l'absence de toute autre complication thoracique, et dans l'intervalle des crises de suffocation, propres à la *diphthérie laryngée.* Mais nous allons voir bientôt la haute importance diagnostique qu'il présente, dans le cas où la complication cardiaque plus avancée, engendre dans le cœur de nouveaux et redoutables désordres. Nous voulons parler de la THROMBOSE CARDIAQUE, une des plus fâcheuses conséquences de l'inflammation endocardiaque, en même temps que l'une des causes les plus fréquentes de la mort dans le croup et dans la diphthérie.

THROMBOSE CARDIAQUE.

Cet accident, auquel doivent être imputés un grand nombre de cas de *mort subite*, survenus dans le cours des affections diphthéritiques, a déjà, depuis longtemps, attiré l'attention des observateurs; mais aucun d'eux n'a, du moins à notre connaissance, su découvrir *la relation* qui existait *entre ce phénomène ultime et la lésion inflammatoire de l'endocarde*. La plupart des traités, consacrés aux maladies de l'enfance, mentionnent bien, il est vrai, les coagulations sanguines, trouvées à l'autopsie des sujets morts du croup, mais sans sans en tirer la moindre déduction. Déjà, en 1856, dans le *Medical Times and Gazette*, (8 mars), et, quatre ans plus tard, dans le *British medical journal*, (16 février-7 avril), Richardson signalait la fréquence de la thrombose du cœur droit, dans les cas de croup, et en décrivait magistralement les symptômes, mais il laissait passer inaperçue leur véritable origine, en faisant dépendre ce phénomène d'un *excès hypothétique de fibrine* dans le sang. Après lui, le docteur Barry, de Tunbridge Wells (*British medical journal*, juillet 1858), rapportait trois cas de concrétions sanguines formées dans les cavités droites. « Le caillot existait, dit-il, dans un cas, dans l'oreillette droite et daus l'autre, s'étendait dans l'artère pulmonaire. » Dans la même année, et déjà même quatre mois auparavant, Beau insérait dans la *Gazette des hôpitaux* du 10 avril, une lettre sur un *épiphénomène mortel de la diphthérie*, dans laquelle il signalait deux cas de mort par formation de concrétions cardiaques dans l'angine couenneuse. L'autopsie ne put malheureusement être faite dans ce dernier cas. Le célèbre médecin de la Charité explique de la façon suivante la formation du caillot dans le cœur :

« La concrétion cardiaque, dit-il, qui cause la mort dans ce cas, ne peut se former que dans le sang ayant perdu peu à peu, par suite de l'anorexie, de la diète ou des émissions sanguines, une proportion notable de globules, la fibrine devient assez prédominante pour rendre le sang coagulable. »

A la fin de cette même année, M. le Dr Millard présentait son excellente thèse, admirable et savant recueil d'observations consciencieusement prises et habilement groupées; nous les avons suivies attentivement une à une et nous n'avons pu en trouver que 6 (33e, 37e, 38e, 44e, 47e, 50e), dans lesquelles l'existence des caillots intra-cardiaques ait été mentionnée.

Deux ans après, en 1860, M. Garnier donnait, dans sa thèse, le compte-rendu des faits de diphthérie observés à l'hôpital Sainte-Eugénie dans le service de M. le Dr Barthez pendant l'année 1869, et sur les 76 relevés nécroscopiques rapportés par lui, nous ne trouvons qu'un cas de mort subite, qui avait sa raison d'être dans un caillot très-volumineux développé dans les cavités cardiaques. M. Garnier termine sa thèse par la relation de 45 observations, dont 20 suivies d'autopsie. Sur ce nombre 11 fois le cœur a été examiné et l'on n'y a jamais signalé d'autres lésions que la présence des caillots.

Nous rapprocherons de ces faits les cas isolés et incomplets rapportés par W. Ellis (1) (Péricardite avec concrétion cardiaque fibrineuse dans le cœur. Observation non contrôlée par l'autopsie), par Wade (2), par

(1) *British medical Journal*, 13 septembre 1862.
(2) *The Lancet*, 23 août 1863.

Rollo (1) et les trois observations intéressantes publiées par L. Forsyth Meigs dans le « *American journal of medical sciences* » (avril 1864) et rapportées dans la thèse du Dr Gerlier (De la mort par concrétions cardiaques dans la diphthérie, Paris, 1866). Meigs regarde le caillot intracardiaque comme un produit diphthéritique analogue à la fausse membrane de la gorge, et il appellerait volontiers ce genre de mort la *diphthérie du cœur*. Il a cependant soin d'ajouter : « Si l'on adoptait ces idées, il serait important de constater que la coagulation a été précédée ou accompagnée d'endocardite. *Or, je n'ai trouvé rien de semblable dans les cas ci-dessus.* »

De son côté, se fondant sur les expériences récentes de MM. Goujon et Legros qui ont déterminé la coagulation du sang dans les vaisseaux et le cœur par l'injection dans les veines d'un ferment végétal, M. Gerlier paraît supposer que le miasme diphthéritique est le ferment qui détermine la coagulation, ou plutôt il se contente de constater l'accident sans l'expliquer.

Enfin, notre collègue M. Robinson, qui faisait des recherches à l'hôpital Sainte-Eugénie presque en même temps que les nôtres, a présenté une très-intéressante étude de la thrombose cardiaque, dans laquelle se trouve résumés presque tous les travaux que nous venons de signaler (Thèse de Paris, 1872). Mais, préoccupé sans doute trop exclusivement de la thrombose cardiaque, M. Robinson a laissé passer inaperçue l'inflammation de l'endocarde, et n'a pu, par conséquent, saisir l'étroite connexion qui relie, selon nous, ces deux états pathologiques. Cette méprise a d'autant plus lieu de nous sur-

(1) *British medical Journal*, vol. I. p. 215.

prendre, que nous trouvons dans sa thèse une observation qui lui avait été communiquée par son collègue Rendu, et dans laquelle l'endocardite est très-nettement spécifiée (Obs. VI, p. 95 et suivantes).

Ainsi la *thrombose cardiaque* n'a pas échappé à la généralité des observateurs, mais l'interprétation qu'ils en ont donnée est très-variée et très-contestable. Le nombre des hypothèses émises à ce sujet ne témoigne-t-elle pas assez de leur insuffisance?

Il nous semble donc plus rationnel de rattacher ce phénomène à l'endocardite dont il est, selon nous, une des fréquentes et des plus redoutables terminaisons. Nous n'invoquerons pas ici le témoignage de Kreysig et de Burns pour essayer de prouver que l'inflammation de la membrane interne du cœur est une des conditions les plus puissantes de la formation du caillot intra-cardiaque; il nous suffira de rapporter à l'appui de notre opinion les savantes lignes écrites à ce sujet par M. le Dr Raynaud : « Il faut remarquer, dit ce médecin érudit, que dans l'endocardite ulcéreuse ou non, on trouve réunies, de la manière la plus évidente, les deux causes principales des concrétions sanguines : la cause générale ou vitale, la dyscrasie fibrineuse, et la cause locale qui se traduit par la perte de l'épithélium de l'endocarde, la rugosité, le dépoli de la surface, et l'exsudation plastique. »

Y a-t-il des signes qui puissent, au lit du malade, nous faire reconnaître cette redoutable complication? La solution de ce difficile problème est de la plus grande utilité pratique, car elle est destinée à éviter aux praticiens de cruels mécomptes dans les cas de croup, et s'il nous est impossible de présenter ici des signes certains de cette thrombose cardiaque intercurrente, nous croyons cependant. en nous appuyant sur les descriptions savantes de Richardson, de Meigs et de Smith, ainsi que sur nos propres observations, pouvoir réunir un certain nombre de données cliniques, suffisantes dans bien des cas pour mettre à l'abri de toute confusion entre les accidents d'origine cardiaque et ceux qui résultent de l'obstacle mécanique au passage de l'air dans les voies aériennes.

Que l'obstruction soit trachéale ou cardiaque, la mort, il est vrai, n'en est pas moins imminente, et qu'elle ait lieu par *apnée* ou par *syncope*, le résultat n'en est pas moins le même. Mais si l'on veut bien réfléchir que, dans le premier cas, la terminaison fatale peut jusqu'à un certain point être évitée par une opératien opportune, tandis que dans le second cas elle échappe presque entièrement à nos moyens d'action, il sera facile de découvrir alors l'intérêt capital qui s'attache à un pareil diagnostic. Dans le cas *d'obstruction trachéale*, en effet, la trachéotomie levant l'obstacle respiratoire, fera cesser l'apnée et pourra amener ainsi un résultat aussi prompt que décisif.

Dans le cas *d'obstruction cardiaque*, l'intervention chirurgicale sera au contraire aussi inefficace dans ses effets que regrettable dans ses résultats.

La THROMBOSE CARDIAQUE présente une foule de modalités qui rendent son étude plus complexe et plus confuse :

Les symptômes varieront en effet, suivant le siége qu'elle occupe dans l'une ou dans l'autre des quatre cavités du cœur, suivant le côté affecté, suivant aussi la disposition et la forme du caillot, suivant enfin l'état d'intégrité ou d'altération de la fibre du cœur ou de l'innervation de cet organe.

Il faudra tenir compte également de la rapidité ou de la lenteur de la coagulation sanguine intra-cardiaque.

Tantôt en effet les accidents naissent avec la brusquerie d'un accès de suffocation, tantôt ils se développen ourdement graduellement et avec une bien moindre intensité. Ces nombreux éléments compliquent, on le voit, singulièrement le problème, et la multiplicité même de ses termes autant que l'insuffisance de nos documents, ne nous permettent pas de l'envisager sous toutes ses faces ; nous nous bornerons donc à soulever seulement un coin du voile qui recouvre encore cet immense tableau :

1° Thrombose rapide. Dans le cas où le caillot intra-cardiaque a acquis promptement un volume considérable et qu'il distend les parois de l'organe devenues impuissantes à le chasser ou à le rompre, les accidents sont brusques, violents, inattendus, terribles. Le petit malade se dresse sur son séant, s'agite, se découvre, sa figure est pâle et blême, tous ses traits sont tirés, ses yeux expriment la plus déchirante angoisse; la peau est décolorée, blafarde, terreuse; il semble que la circulation périphérique générale ait été tout à coup suspendue.

Les contractions du cœur, d'abord bruyantes, tumultueuses et affolées pour ainsi dire, deviennent peu à peu confuses, obscures, sourdes, inégales, irrégulières, entrecoupées. Il semble que le cœur, las de se consumer en vains efforts, soit près de suspendre ses contractions impuissantes. Le regard de l'enfant porte l'empreinte de cette fatigue et de cet épuisement que cause une lutte sans trêve avec un ennemi mortel.

La respiration est courte, précipitée, anhélante. On ne retrouve plus, dans ces cas, ces violents efforts d'inspiration propres à la *dyspnée mécanique* ; les muscles supplémentaires ne se contractent pas ici avec énergie, et les pectoraux n'ont pas besoin d'immobiliser leurs points d'attache externes pour favoriser plus efficacement encore l'ampliation du thorax; ce n'est pas l'air qui manque maintenant aux poumons, c'est le sang qui leur fait défaut (au moins dans le cas de thrombose du cœur droit).

Le *pouls* est faible, filiforme et parfois même à peine appréciable ; ses pulsations sont inégales, souvent irrégulières, et l'on peut quelquefois sentir sous le doigt une sorte de frémissement globulaire, comme si le sang qui circule dans l'artère était divisé en une série de petits globules.

Les veines jugulaires sont gorgées de sang et se dessinent sous la peau sous forme de traînées bleuâtres.

Bientôt la dyspnée s'accroît, les membres se refroidissent, les extrémités paraissent glacées, une pâleur mortelle couvre tout le corps, et l'enfant s'éteint doucement après deux, quatre ou six heures d'angoisse, ou bien il succombe brusquement, enlevé dans une syncope.

2° Thrombose lente.—Lorsque le caillot s'est formé lentement dans une oreillette ou dans un ventricule et qu'il ne présente encore qu'un très-petit volume, les mêmes phénomènes peuvent s'observer, mais ils sont considérablement atténués ; la différence dans l'intensité des accidents donne, il est vrai, une toute autre physionomie à la maladie ; mais ici comme dans le cas précédent, ce n'est que par la collectivité des symptômes que l'on peut arriver à porter le diagnostic de la lésion.

Nous retrouvons en effet encore dans cette forme, en général la plus fréquente, la même pâleur de la face et la même expression de fatigue des traits, la même décoloration générale des téguments, jointe à une agitation souvent excessive : l'enfant se meut en tous sens dans son lit, ses mouvements sont exagérés, la *jactitation* est incessante.

La *dyspnée* est encore ici très-marquée et ne trouve pas sa raison d'être dans la lésion des voies aériennes. Le tirage est peu marqué ; le sifflement laryngo-trachéal est faible ou même nul ; le murmure vésiculaire s'entend même quelquefois encore, et si la trachéotomie a été faite, on ne constate aucune obstruction de la canule par les fausses membranes, aucun signe stéthoscopique bronchique ou pulmonaire qui puisse rendre compte de ce phénomène.

Il est impossible de trouver le moindre signe rationnel d'asphyxie.

La *sensibilité cutanée* n'est ni éteinte, ni même émoussée. Les lèvres et les extrémités ne sont *pas cyanosées*. Les *pupilles* sont dilatées et peu contractiles.

Mais les *bruits du cœur* présentent une modification difficile à décrire; ils sont confus, troublés, hésitants et comme redoublés. Parfois on peut percevoir encore le bruit de souffle systolique, mais le plus souvent le *premier bruit est voilé, un peu soufflant et prolongé.*

La *température générale*, appréciée au thermomètre, indique habituellement une diminution manifeste des combustions organiques, et la *fièvre* du début est en général remplacée alors par un certain degré de *collapsus* qui peut devenir de plus en plus profond. Le *pouls* est rapide et très-fréquent (136, 140, 158 même) mais faible et misérable.

La *décoloration générale* des tissus est de plus en plus marquée, le refroidissement des extrémités est excessif;

la respiration se précipite (50 à 60 inspirations par minute); l'agitation des premiers jours ou des premières heures fait place à l'affaissement et à la torpeur, le pouls devient filiforme, insensible, l'haleine froide, et si l'enfant a subi l'opération, l'air qui sort par l'orifice de la canule paraît glacé à la main, la mort survient enfin après vingt-quatre ou quarante-huit heures en général; quelquefois elle est plus tardive (après trois ou quatre jours). Plus rarement le malade est enlevé dans une *syncope* ou succombe dans le *coma*.

Si l'on veut bien se représenter par la pensée les phénomènes habituels de l'accès de suffocation, il sera aisé de reconnaître alors combien les symptômes précédents en diffèrent et combien il importe de les séparer nettement.

Si nous avons aussi longuement insisté sur cet ensemble de désordres, c'est en premier lieu parce que cette importante distinction ne nous a pas paru suffisamment mise en relief dans les traités classiques, et que, d'autre part, pénétrés de son utilité pratique, nous avons cru nécessaire de faire entrevoir les précieux éléments qu'elle peut fournir au pronostic du croup et à la physiologie pathologique de ses complications.

Cette étude nous semble enfin avoir éclairé d'un nouveau jour un des points pathologiques les plus obscurs et les plus négligés, savoir : la cause et le mécanisme de la mort dans le croup et dans les maladies diphthéritiques. L'importance même de ces détails nous en fera peut-être pardonner la longueur.

Ainsi nous avons vu d'abord naître et se développer l'*endocardite diphthérique*, nous venons de tracer les symptômes qu'elle présente, les accidents qu'elle détermine ; il nous resterait encore à décrire tous les désordres auxquels elle peut donner lieu, et c'est ici que devrait trouver place *un troisième ordre de phénomènes* résultant des lésions éloignées produites par le transport des dépôts fibrineux dissociés ou des végétations détachées des valvules. Ces *suites possibles* de l'endocardite aiguë diphthérique dont nous ne pouvons présenter encore qu'un trop petit nombre d'exemples, offrent des aspects si différents qu'elles échappent par leur complexité même à toute description générale.

Aussi nous contenterons-nous de renvoyer à nos propres observations, qui présentent quelques-uns des types de ce genre d'accident. Nous mentionnerons en particulier ces *ecchymoses sous-cutanées*, que nous avons parfois constatées sur le vivant, et qui nous ont permis de porter le pronostic fatal d'une mort prochaine.

Nous ajouterons ici le simple récit d'un cas dont nous avons été témoin, au mois de janvier dernier, dans le service de M. le Dr Labric.

Un enfant de 7 ans et demi (le nommé Tillet, Paul), atteint du croup depuis trois jours, est transporté à l'hôpital, le 30 mars 1872, à la période asphyxique (salle Saint-Jean, n° 40). L'interne de garde, mon collègue et ami Cartaz, aussitôt appelé, arrive auprès du petit malade, et jugeant l'opération urgente, s'apprête à la pratiquer sur-le-champ. L'enfant est étendu sur le lit et maintenu par plusieurs aides ; à peine la première incision à la peau était-elle faite, que l'enfant pâlit tout à coup, ses yeux s'éteignent, sa peau se refroidit et se décolore, les membres sont inertes et glacés, le pouls insensible, les battements du cœur à peine perceptibles, la mort paraît certaine ; l'opérateur fait en toute hâte, et sans s'émouvoir, l'incision de la trachée, introduit la canule ; la plaie ne donne pas une goutte de sang, l'enfant ne paraît déjà plus respirer. L'insufflation directe est aussitôt pratiquée, et ne réussit à produire que quelques rares et courtes inspirations, l'électricité ne semble guère plus active, et le petit malade reste ainsi plongé pendant près de dix minutes dans cet état de mort apparente. Il se réveille enfin; mais quel n'est pas notre étonnement en constatant l'existence d'une *hémiplégie complète du côté droit*, avec déviation manifeste de la face du côté opposé. L'enfant ne survécut que trente-six heures à cet accident et mourut dans le coma.

L'autopsie, faite par mon collègne Picot, interne de service, permit de constater l'existence d'un *ramollissement du cerveau* limité au lobe antérieur de l'hémisphère gauche, et qui, d'après M. le Dr Labric, aurait été causé par une embolie artérielle. Malheureusement le cœur ne fut pas examiné.

Malgré cette regrettable lacune, ce fait n'en est pas moins instructif en ce qu'il démontre la possibilité d'accidents de nature manifestement embolique dans le cours du croup. — La coexistence d'une endocardite nous semble, en pareil cas, être le lien nécessaire entre l'affection primitive et l'accident mortel, et quoiqu'il ne nous ait pas été possible de rechercher le point de départ endocardiaque du caillot migrateur, nous nous croyons cependant autorisé, par les faits similaires observés et recueillis par nous, à admettre dans ce cas une semblable origine.

L'on voit ainsi à quelle série de dangers expose cette endocardite secondaire. Non-seulement, en effet, à sa première période elle entrave et complique la marche de la maladie primitive, mais encore elle peut dans son cours ultérieur produire la *mort subite ou rapide* en favorisant la *formation de caillots intra-cardiaques*, ou enfin enlever encore les malades par la gravité même ou par l'étendue des *accidents emboliques*.

Il semblerait, d'après le rapide aperçu que nous venons de tracer, que l'endocardite secondaire diphthérique dût toujours entraîner la mort, à plus ou moins longue échéance, et qu'à ce titre elle constituât une des plus graves complications de la diphthérie. Il n'en est pas heureusement toujours ainsi, et l'on pourra voir par la lecture des observations XXI et XXII que la guérison est possible malgré la co-existence, à peu près certaine, de cette maladie deutéropathique qui s'est révélée dans ces deux cas par un bruit de souffle systolique très-net à la pointe que nous avons pour ainsi dire vu naître, se développer, s'accroître, puis s'affaiblir et enfin s'éteindre. — Ces deux exemples de terminaison heureuse doivent donc atténuer le pronostic trop fâcheux et trop absolu que les accidents mortels précédemment décrits auraient pu faire porter.

. En résumé, nous nous croyons en droit de conclure que cette endocardite, en général assez rapide dans son apparition, insidieuse dans son début, souvent obscure et comme larvée dans ses premières périodes, parfois silencieuse dans son évolution, est très-souvent fatale dans ses effets. Elle peut donc être considérée comme une des complications les plus fâcheuses de la *diphthérie* et de ses différentes manifestations. Liée au *croup*, elle détermine parfois des phénomènes dyspnéiques qui pourraient en imposer pour des accès d'asphyxie, avec lesquels il importe de ne pas les confondre.

Il nous paraît de la plus haute utilité pratique de rechercher l'existence de cette complication dans tous les cas de diphthérie pharyngée, laryngienne, cutanée ou autres, car c'est de sa constatation ou de son absence, que le clinicien pourra tirer des indications pronostiques vraiment fondées.

Les accidents auxquels l'inflammation cardiaque peut donner lieu sont quelquefois assez rapidement mortels pour mettre toujours en garde le médecin scrupuleux contre les espérances, souvent trompeuses, qu'il aurait pu concevoir.

Tels sont les points les plus importants qui nous semblent devoir résulter de cette étude. Nous ne nous dissimulons pas les nombreuses lacunes qu'elle présente, ni celles, plus nombreuses encore, qu'il reste à combler. Mais nous osons espérer, cependant, que l'originalité même de nos recherches, nous fera pardonner leur imperfection.

Nous aurions désiré faire suivre ce travail de la description de la MYOCARDITE DIPHTHÉRIQUE, mais nous ne possédons pas encore de matériaux suffisants pour entreprendre cette étude, dont on pourra trouver les linéaments tracés dans les observations III et IV, que nous allons rapporter. Il nous resterait enfin à consigner ici les résultats que nous ont fournis nos essais de pathologie expérimentale; mais nos tentatives d'inoculation faites sur 10 lapins, depuis le commencement du mois de mai 1872, ne nous ont donné que des résultats très-imparfaits.

Dans une première série d'expériences, nous avons inoculé sous la peau de trois lapins jeunes et bien nourris, des lambeaux de fausses membranes fraîches au moment où elles venaient d'être expulsées, après l'opération de la trachéotomie, et dans aucun des trois cas nous n'avons pu développer d'exsudation diphthéritique.

Dans une seconde série d'expériences, nous avons injecté, dans la veine crurale d'un fort lapin, du sang d'un enfant mort de diphthérie nasale, pharyngée et laryngienne, sans déterminer, sur cet animal, la moindre lésion diphthéritique ou autre. Dès le lendemain, l'animal mangeait comme d'habitude et ne paraissait pas incommodé. Depuis quinze jours environ qu'a été faite l'injection, il n'a présenté aucun trouble morbide.

L'opération avait été pratiquée à l'aide de l'aspirateur de M. Dieulafoy, avec lequel nous avons puisé du sang encore liquide dans les gros vaisseaux de la base du cœur en plongeant le fin trocart à ce niveau, le long du bord droit du sternum; puis ce sang, conservant sa fluidité dans le vide de l'appareil, fut directement injecté dans la veine crurale gauche de l'animal, préalablement mise à découvert.

Cet essai infructueux d'inoculation directe, qui semblerait plaider en faveur de la non-spécificité de la diphthérie ne doit pas paraître très-concluant, si l'on veut bien le rapprocher d'une inoculation à peu près semblable, que nous fîmes en avril dernier, sur un autre lapin, avec du sang et de la sérosité ichoreuse, pris sur un sujet atteint de pustule maligne, qui venait de succomber quelques minutes auparavant à l'hôpital Necker (salle Saint-Jean, service de M. le Dr Guyon).

Enfin, dans une dernière série d'expériences, nous avons introduit dans le larynx et la trachée de deux lapins à huit jours de distance des fausses membranes récemment expulsées par des enfants atteints du croup, en pratiquant, sur ces animaux, la trachéotomie préalable, suivie de l'introduction, dans la trachée, d'une sonde en caoutchouc de 5 centimètres, faisant office de canule. Le fausses membranes, préalablement diluées et triturées dans un mortier, furent directement portées, à l'aide d'une pince recourbée, dans la cavité du larynx, sur le premier animal, et simplement déposées dans la trachée du second.

Dès le lendemain, douze heures environ après l'opération, les deux lapins étaient morts d'asphyxie, par suite de l'obstruction de leur canule. Mais, en ouvrant le larynx du premier et la trachée du second, nous pûmes constater déjà la présence de fausses membranes en voie d'organisation, occupant une assez grande surface (3 centimètres (environ) de la muqueuse qui était au-dessous d'elles rouge, épaissie, exulcérée et entourée d'un abondant réseau vasculaire.

Nous terminerons ici le relevé de nos recherches expérimentales, encore trop insuffisantes et trop imparfaites pour être exposées plus longuement. Le but que nous voulions atteindre était, on le conçoit, de déterminer la diphthérie chez ces animaux soumis à l'expérience, et de rechercher ensuite les lésions cardiaques qui pourraient se produire en pareil cas. Cette confrontation expérimentale eût servi de contrôle et de confirmation à nos recherches pathologiques ; mais l'insuccès de nos premières tentatives nous a obligé à en entreprendre de nouvelles, qui sont en voie d'exécution, et dont nous ne pouvons malheureusement pas présenter encore les résultats. Quoi qu'il en soit, les documents cliniques qui vont suivre nous semblent assez nombreux et assez concluants pour n'avoir pas besoin de l'appui ni de l'épreuve de la pathologie expérimentale.

OBSERVATIONS

OBSERVATION PREMIÈRE.

Angine couenneuse. — Croup. — Trachéotomie. — Endocardite aiguë végétante des valvules mitrale et tricuspide. — Trachéo-bronchite pseudo-membraneuse. — Mort rapide produite par asphyxie ou par thrombose cardiaque (Tracé thermique) (1).

Berthe Lutel, âgée de 6 ans, entrée à l'hôpital des Enfants-Malades le 10 juin 1872, est couchée au n° 21 de la salle Sainte-Catherine. Cette enfant était déjà souffrante depuis un mois, son appétit était presque nul, ses digestions difficiles, son teint pâle, ses chairs flasques, et elle présentait presque tous les soirs un léger mouvement fébrile. Depuis huit jours environ elle toussait un peu et avait de la diarrhée.

Dans ses antécédents pathologiques, nous ne trouvons à noter qu'une coqueluche dont elle avait été atteinte l'hiver dernier, et qui avait entraîné une très-longue convalescence.

Cette enfant après avoir été soumise au traitement tonique (sirop de quinquina, viande crue, etc.), fut prise tout à coup, le 28 juin, d'un violent frisson accompagné de céphalalgie, de fièvre, et d'un léger engorgement des ganglions sous-maxillaires, surtout du côté gauche.

La peau était sèche et brûlante, le thermomètre appliqué dans l'aiselle marquait 39° 4 ; le pouls était vif et très-accéléré (150 puls. par minute) ; à l'inspection de l'arrière-gorge, on pouvait déjà découvrir sur l'amygdale gauche une petite plaque pséudo-membraneuse de la dimension d'une pièce de 50 centimes.

29 juin. *Traitement* : Tartre stibié 0,05 centigrammes pris en une seule fois (vomissements abondants suivis de selles copieuses). — L'enfant paraît le soir très-abattue par l'effet de l'émétique ; ses extrémités sont froides, son pouls presque insensible, sa température très-basse (36° 4). — Cet état de collapsus persiste encore le lendemain matin, mais il est moins marqué.

(1) Cette observation, ainsi que la suivante, ont été communiquées à la Sociétéanatomique (*Bulletins de la Soc. anat.*, juin 2e série, t. XVII 1872).

Les amygdales sont extrêmement volumineuses, la luette énorme est recouverte d'une épaisse couche pseudo-membraneuse, jaune grisâtre et très-adhérente. Malgré la dépression produite la veille, le tartre stibié est renouvelé aujourd'hui et administré à la même dose mais en potion prise par cuillerées toutes les heures.

1er juillet. Ce matin la voix est rauque et un peu sourde, la toux est légèrement croupale. La respiration est rude et bruyante. L'engorgement ganglionnaire très-marqué.

4 juillet. — Les phénomènes du croup se confirment et deviennent de plus en plus accentués. La voix est, ce matin, presque éteinte aussi bien que la toux ; faible tirage, respiration un peu serratique. Pas de modification appréciable du murmure vésiculaire, sauf son extrême faiblesse.

Traitement.—Tartre stibié 0,025 dans un potion de 100 grammes; injections de coaltar saponiné dans l'arrière-bouche.

5 juillet. — Le crachoir de l'enfant est rempli de mucosités claires, filantes et spumeuses. La toux est plus grasse, la voix moins éteinte. Plusieurs selles demi-molles. Quelques vomissements hier soir. Léger précipité floconneux de l'urine traitée par la chaleur. Nuage peu abondant développé par l'addition de quelques gouttes d'acide nitrique.

Le soir, la fièvre est plus vive, le pouls très-fréquent (156) la température s'élève (39° 4), la respiration est très-accélérée (60 inspirations par minute), sans que rien ne décèle dans la poitrine l'existence d'une complication. La bronchorrhée a beaucoup diminué, on entend en arrière et à droite quelques râles muqueux disséminés et à grosses bulles.

Le cœur bat énergiquement ; ses contractions sont manifestes à l'œil et sous la main. L'oreille, appliquée sur la région précordiale, fait entendre des bruits tumultueux, irréguliers, confus. Entre le mamelon gauche et l'appendice xiphoïde on perçoit un bruit de souffle rude, couvrant le premier temps de la révolution cardiaque, et qui permet de poser le diagnostic : *Endocardite aiguë* (probablement de la valvule mitrale).

Le 6. Même traitement. Urines chargées d'urates, léger nuage albumineux par la chaleur. Le souffle persiste au cœur. Pas de complications pulmonaires appréciables.

Le 7. Le crachoir renferme moins de mucosités que les jours précédents; elles sont plus épaisses et plus visqueuses sans débris, pseudo-membraneux.

La toux est beaucoup plus grasse. Le murmure vésiculaire est aisément entendu dans toute la poitrine, sauf sous l'aisselle gauche où la respiration est rude et soufflante.

Les fausses membranes qui recouvraient la luette se sont en partie dissociées; celles qui restent sont demi-molles et presque diffluentes. Celles des amygdales ont complètement disparu.

L'albuminurie persiste.

Le 9. L'enfant est prise cette nuit d'un accès de dyspnée. A cinq heures du matin : nouvelle crise. L'interne de garde appelé aussitôt, pratique sur-le-champ l'opération et éprouve une certaine difficulté à introduire la canule. L'enfant pâlit, ne semble déjà plus respirer, sa face et ses extrémités se refroidissent, le cœur bat à peine, le pouls est insensible.

Malgré les tentatives réitérées d'insufflation directe, cet état de mort apparente persiste pendant près d'un quart d'heure. Au bout de ce temps, l'enfant fait quelques inspirations rares, courtes, entrecoupées, et meurt une heure après.

Autopsie.— Quelques adhérences pleurales des deux côtés avec un léger épanchement de sérosité dans la plèvre du côté droit.

Les *poumons* retirés hors de la cage thoracique présentent à leur face postérieure, du côté droit, au niveau du lobe supérieur, un noyau rougeâtre de consistance assez ferme (pneumonie lobulaire circonscrite). Emphysème intervésiculaire très-marqué sur le bord antérieur de ces organes. A la partie inférieure du poumon droit et sous la plèvre viscérale, quelques arborisations veineuses et des points ecchymotiques disséminés, produits par de petits *infarctus* reconnaissables à leur forme pyramidale, à base périphérique et à sommet central.

A la coupe du poumon, on trouve en certains points des parties atelectasiées, d'où l'on peut faire sourdre un liquide jaunâtre, épais, purulent par l'orifice béant des bronchioles coupées. En examinant plus attentivement ces points à l'aide d'une section longitudinale pratiquée sur les petites bronches, on s'aperçoit que le tube bronchique est oblitéré en un point par une fausse membrane diphthéritique.

Au delà de ce point, on aperçoit une petite dilatation ampullaire du tuyau bronchique, remplie de pus.

Les parties voisines du poumon sont en collapsus complet.

En examinant la *trachée* au niveau de l'incision opératoire qui est petite (4 centimètres à peine), on trouve le tube trachéal rempli d'un détritus gris rougeâtre, qui se décompose sous filet d'eau de la façon suivante : cylindre pseudo-membraneux intact, n'adhérant plus aux parois trachéales ; entre elles et lui, un caillot sanguin. fusiforme se prolongeant jusqu'à l'éperon de la trachée.

On trouve les grosses bronches également tapissées par une fausse membrane en partie désagrégée.

(La présence de ce caillot sanguin et du cylindre pseudo-membraneux explique l'accident survenu immédiatement après l'opération)

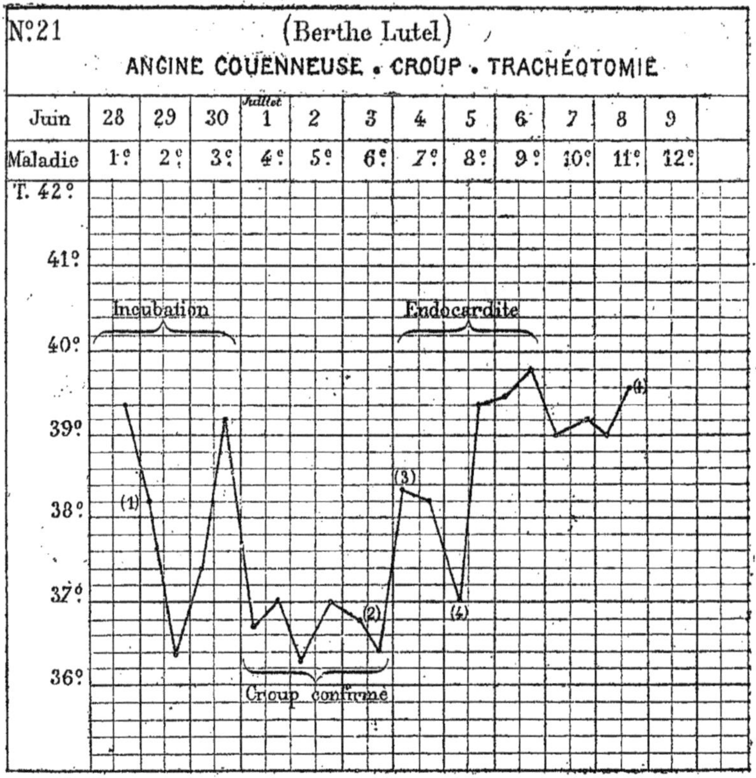

(1) *Frisson Céphalalgie - peau brulante - Tartre Stibié 0,05 -*
(2) *Tartre Stibié 0,025 d'heure en heure -*
(3) *Tartre Stibié 0,25 d'heure en heure -*
(4) *Tartre Stibié 0,25 d'heure en heure -*
(+) *Trachéotomie - Morte pendant l'opération -*

Le *larynx* est littéralement encombré de détritus membraneux.

Péricarde. Epanchement de 60 à 80 grammes de sérosité.

Il n'y a pas traces de péricardite.

Cœur. Il est rouge, de consistance ferme. Les cavités gauches sont remplies de caillots cruoriques, et dans les cavités droites on trouve un caillot fibrineux solide, décoloré, et d'un très-gros volume, adhérant intimement aux parois ventriculaires, et ne se prolongeant pas dans l'artère pulmonaire. Ce caillot présente un collet retréci, correspondant manifestement à la constriction de l'orifice auriculo-ventriculaire droit.

Les grosses branches et le tronc de l'artère pulmonaire ne renferment aucune coagulation sanguine dans leur intérieur.

Les *valvules mitrale et tricuspide* sont rouges, épaissies, tuméfiées, sans transparence. On distingue nettement, sur la face supérieure de ces voiles membraneux, une série de petites éminences rougeâtres, mamelonnées, qui circonscrivent le bord libre de chacune de ces valvules.

Les valvules aortiques sont légèrement opalines et rosées.

Les valvules sigmoïdes pulmonaires sont absolument saines.

Reins volumineux, surtout le rein droit, qui est fortement hyperémié. Le rein gauche présente tous les caractères de la néphrite parenchymateuse au deuxième degré, avec commencement d'atrophie granulo-graisseuse (comme il résulte de notre examen microscopique ultérieur). Poids : rein droit 67 gr., rein gauche 60 grammes.

Foie et rate, sans modifications anatomiques notables.

Cerveau, congestionné. Veines méningées turgescentes, dilatées, remplies de sang violacé, lie de vin.

Sinus de la dure-mère, remplis de sang noirâtre, en partie liquide, en partie coagulé.

Résumé des lésions nécroscopiques.

1° Croup. Angine couenneuse.

2° Trachéo-bronchite pseudo-membraneuse.

3° Pneumonie lobulaire et infarctus pulmonaires disséminés, multiples.

4° Endocardite végétante aiguë valvulaire (mitrale et tricuspide).

5° Thrombose cardiaque.

6° Néphrite parenchymateuse aiguë.

OBSERVAVION II.

Gangrène de la vulve consécutive à une diphthérite vulvaire. —Septicémie gangréneuse et endocardite aiguë secondaire. — Infarctus des poumons.

Ganfred (Marie), âgée de 2 ans et demi, entrée le 1er juillet 1872, salle Sainte-Catherine, n° 36 (Hôpital des Enfants-Malades, service du Dr Bouchut). Cette enfant est pâle, maigre et chétive.

A la suite d'une bronchite qui a duré trois semaines et d'un séjour d'une semaine et demie au Dépôt, elle entre à l'hôpital avec une folliculite vulvaire commençante.

Nous n'avons pu obtenir de la mère aucun renseignement sur ses antécédents héréditaires. Elle nous dit seulement qu'elle a perdu trois enfants, morts en bas âge à la suite de convulsions. La petite malade y a été sujette après sa naissance.

Elle a eu la rougeole à l'âge de 6 mois et conserve depuis cette époque une très-grande susceptibilité intestinale ; le moindre écart de régime provoque chez elle de la diarrhée. Elle a souvent aussi des bronchites.

Au moment de son entrée, l'enfant présente sur la face interne des grandes lèvres deux plaques recouvertes d'un exsudat pseudo-membraneux grisâtre et pultacé. Les parties voisines sont rouges et douloureuses au toucher, le capuchon clitoridien est notablement œdématié ; très-léger engorgement ganglionnaire aux aines. Pas de réaction fébrile. Langue un peu blanche. Diarrhée légère (deux selles verdâtres dans la journée). L'auscultation de la poitrine ne révèle d'autres signes importants à noter qu'un peu de rudesse du murmure vésiculaire à droite, quelques râles sibilitants disséminés ; à la base, de gros râles sous-crépitants plus abondants à gauche.

Traitement. Sous-nitrate de bismuth, 2 grammes. Badigeonnages de la vulve avec la solution argentique au dixième.

Quoique les parties malades aient été régulièrement touchées deux fois par jour à l'aide d'un pinceau trempé dans la solution de nitrate d'argent, la fausse membrane semble s'être étendue, elle gagne aujourd'hui les nymphes et le pourtour du méat. L'œdème clitoridien a sensiblement augmenté.

4 juillet. Un petit point gangréneux apparaît sur la grande lèvre gauche.

Le 5. La gangrène de la vulve s'étend en superficie, mais ne paraît pas gagner en profondeur.

Pansement au coaltar ; poudre de quinquina et sous-nitrate de bismuth.

Le 6. Les parties sphacélées présentent une coloration noirâtre; elles sont sèches, dures et de consistance quasi-ligneuse. Les parties voisines offrent un abaissement très-considérable de température, aisément appréciable à la main. Il n'y a pas la moindre trace de réaction inflammatoire et partant aucune tendance à l'élimination de l'eschare.

L'état général de l'enfant s'altère de plus en plus; sa face est blème, cireuse et comme bouffie; la diarrhée persiste et devient plus abondante. L'enfant reste étendue sur son lit et pousse sans cesse des gémissements sourds.

La gangrène a envahi toute la vulve qui se trouve ainsi transformée en un masse noire, sèche et informe. La zone périphérique est froide et décolorée.

Le pouls est faible, petit, dépressible et fréquent.

La peau est un peu chaude et aride. Température axillaire, 39°2. Pouls 120.

Le 12. Ce matin, la toux est pseudo-croupale, presque éteinte. L'enfant est plongée dans le collapsus le plus profond. Sa face est terreuse, son pouls est insensible. Les extrémités froides, la température basse (36°2); son haleine atiédie exhale une odeur fétide et caractéristique.

L'infection gangréneuse a fait de sensibles progrès et l'agonie commence.

Le 13. L'enfant succombe à onze heures du soir.

Autopsie, faite trente-six heures après la mort.

Cadavre en voie de décomposition. Nombreuses sugillations cadavériques sur les parties déclives ; coloration verdâtre des parois abdominales.

Poumons. Emphysème à la partie supérieure et sur le bord antérieur des deux poumons.

Au sommet du poumon gauche, on aperçoit une tache rouge avec un point central noirâtre de la grosseur d'un pois qui, à la coupe, présente une forme pyramidale à base tournée vers la périphérie et dont le sommet regarde la racine des bronches.

A la partie moyenne de la section verticale pratiquée à ce niveau se trouve un vaisseau qui s'arrête brusquement, et une dissection attentive permet de retrouver dans sa lumière un petit bouchon fibrineux qui l'obstrue.

Cet *infarctus* indéniable est formé de deux parties : l'une centrale, noirâtre ; l'autre périphérique, d'un rouge foncé assez intense.

Sur le bord postérieur du poumon gauche, on retrouve encore un petit noyau analogue, formé par un infarctus presque microscopique.

Dans la scissure interlobulaire, il est aisé de voir de petites ecchymoses sous-pleurales, dues probabablement à des thromboses capillaires.

A la base du poumon gauche, pneumonie lobulaire disséminée au deuxième degré avec collapsus des parties centrales et emphysème des parties périphériques.

Les vaisseaux pulmonaires, suivis attentivement, ne présentent aucune coagulation sanguine. On les trouve au contraire remplis de sang lie de vin et liquide.

Cœur. Le cœur n'offre ni dans son aspect extérieur ni dans son volume aucune modification appréciable. Sa fibre est ferme et rosée. Les cavités sont remplies de sang liquide et noirâtre.

La *valvule mitrale* est manifestement épaissie et présente sur sa face auriculaire une double série de petites végétations rougeâtres et granuleuses qui circonscrivent le bord de la valvule.

A l'examen microscopique des végétations endocarditiques, on constate à l'aide de coupes pratiquées sur les parties durcies par leur séjour dans l'alcool un très-grand nombre de petites cellules embryonnaires. Si l'on traite la préparation par l'acide acétique, on voit bientôt apparaître un noyau à leur centre. Cette prolifération cellulaire paraît siéger sur le feuillet le plus interne de l'endocarde et dans la partie moyenne de la valvule. C'est en effet près de la face auriculaire de la valvule mitrale que la prolifération nous a semblé être la plus active.

Au niveau de la cloison membraneuse (au point où les feuillets endocardiaques des deux ventricules sont accollés directement et sans interposition de substance musculaire interventriculaire), on aperçoit un noyau athéromateux blanc jaunâtre de 4 à 5 millimètres d'étendue.

Les valvules sigmoïdes aortiques sont rouges, légèrement épaissies, et leur coloration pourrait être attribuée à l'imbibition cadavérique, n'était la rougeur évidemment inflammatoire que présente la valvule interne, non-seulement à son bord libre, mais encore à sa base.

Dans le *cœur droit,* les lésions, quoique moins accusées, n'en sont pas cependant moins appréciables. On trouve, en effet, dans l'intrication des cordages tendineux de petits caillots fibrineux jaunâtres, solides et adhérents, qui pourraient bien avoir été le point de départ des infarctus pulmonaires.

La *valvule tricuspide*, en un point de sa valve interne, présente un épaississement assez étendu, et la face supérieure de sa valvule à ce niveau est recouverte d'une série de granulations végétantes et rougeâtres, surmontées à leur tour de petits coagula fibrineux.

Foie. Volume normal (16 cent. sur 10).

On constate dans cet organe une lésion singulière qui n'a pas été signalée que je sache, et qui me semble beaucoup plus imputable à la décomposition cadavérique qu'à une véritable altération de structure. Elle consiste en une série de petits points de couleur noir verdâtre, disséminés à la surface et dans le parenchyme même de l'organe.

Ces points noirâtres, du volume d'un grain de mil, de forme assez régulièrement arrondie, sont sans connexion apparente avec les vaisseaux sanguins.

Ce ne sont donc pas des points ecchymotiques dus à des thromboses capillaires ; ils nous paraissent plutôt devoir être attribués à certaines diffusions liées aux phénomènes cadavériques. L'examen microscopique est venu confirmer nos prévisions en nous montrant les cellules hépatiques normales, sauf un certain degré de dégénérescence graisseuse; sous le champ de l'instrument, on retrouve un très-grand nombre de petits cristaux de cholestérine.

Les *vaisseaux capillaires* ne sont ni altérés, ni rompus. On constate cependant en certains points des amas de leucocytes, devenus granuleux, contre leurs parois. Mais leur nombre n'est pas assez considérable pour que l'on soit autorisé à rapprocher cette lésion de celle que notre ami le Dr Hayem a décrite sous le nom de plaques pyohémiques du foie. A côté de ces leucocytes, on aperçoit des détritus de globules sanguins profondément altérés. La macération des pièces dans l'alcool rectifié, puis dans la solution chromique faible, a fait disparaître presque complètement les points noirâtres dont le foie était parsemé.

Les ramifications de la veine porte ne contiennent dans leur intérieur aucune coagulation sanguine, le liquide dont elles sont remplies est diffluent et de coloration lie de vin très-foncée.

Reins. Le rein gauche paraît avoir son volume et sa structure ordinaires. Il est rosé, jaunâtre à la coupe, et ses deux substances sont nettement délimitées. Sa capsule est facilement énucléable. Le rein *droit* est mou, friable, jaunâtre. La teinture d'iode et l'acide sulfurique produisent la coloration violet verdâtre de la dégénérescence amyloïde. Au microscope, on retrouve le long de la paroi des petits vaisseaux des corpuscules amyloïdes aisément reconnaissables. Le réactif iodo-sulfurique révèle la présence de ces granulations amyloïdes sur de fines coupes du tissu de la substance corticale. Certaines glomérules de Malpighi paraissent même avoir subi cette sorte de dégénérescence que nous n'avons malheureusement pu rechercher à l'aide du microscope dans la rate et les intestins, et que nous n'avons pas trouvée dans le foie.

Du reste, l'apparence cireuse de la surface de section du rein droit pouvait faire prévoir l'existence de cette dégénération.

Cerveau normal. *Méninges* saines, sans thromboses appréciables des veines méningées, ni des sinus de la dure-mère. On retrouve dans la cavité de ces derniers vaisseaux du sang liquide et violâtre. Notons enfin au niveau troisième métacarpien et sur la *face dorsale de la main gauche* une *phlyctène* remplie de sérosité roussâtre et reposant sur une surface noirâtre. Le doigt médius présente lui-même la teinte verte foncée de la gangrène commençante. Les vaisseaux de la partie, examinés avec attention, ne nous ont présenté aucune trace d'obstruction embolique. Les *vaisseaux de la partie primitivement gangrenée*, à savoir les artères et les veines honteuses externes ont été suivis jusque dans leurs troncs d'origine ou jusqu'à leur embouchure et il nous a été impossible de constater le moindre thrombus, ni le plus petit caillot obturateur.

En résumé : gangrène de la vulve consécutive à une folliculite vulvaire diphthérique ;

Infection ichoreuse et septique (fluidité du sang) ;

Endocardite secondaire végétante ;

Infarctus pulmonaires ;

Dégénérescence amyloïde du rein ;

Gangrène commençante de la main gauche.

Telles sont les lésions les plus importantes que nous avons rencontrées à l'autopsie.

OBSERVATION III.

Angine couenneuse et gangréneuse. — Diphthérie. — Leucocytose. — Albuminurie. — Lésions cardiaques : endocardite végétante légère; myocardite avec extravasations sanguines capillaires; thrombose cardiaque. — Thromboses veineuses multiples (veine-porte, veines méningées, sinus de la dure-mère). —Endartérite capillaire proliférante. — Infarctus cutanés. — Mort d'infection diphthéritique.

Lubuard (Estelle), 6 ans, entrée le 16 juillet 1872, salle Sainte-Catherine, n° 4 (hôpital des Enfants-malades, service du Dr Bouchut.) Enfant blonde, chairs molles, teint pâle, constitution lymphatique, sans attributs de la diathèse scrofuleuse. D'une bonne santé habituelle, n'a pas fait de maladies graves dans sa première enfance. Son frère beaucoup plus jeune qu'elle (il est âgé de 13 mois) a été pris le premier d'angine couenneuse. Trois jours après elle a été atteinte à son tour de cette maladie pour laquelle sa mère l'amène à l'hôpital. Samedi dernier (13 juillet) après avoir eu la fièvre pendant la nuit précédente, elle s'est plainte à son réveil de mal à la gorge et de gêne dans la déglutition. Sa mère, effrayée par le spectacle de la maladie de son plus jeune fils, avertie d'un autre côté par le récent mais heureux exemple de sa petite nièce, qui un mois auparavant avait été opérée du croup avec succès, précisément dans la salle Sainte-Catherine, sa mère, disons-nous, appelle un médecin en toute hâte : celui-ci administre aussitôt un vomitif. Le lendemain il cautérise au crayon de nitrate d'argent le fond de la gorge. Le surlendemain, l'enfant est prise dans la nuit d'un accès de suffocation. Les parents épouvantés, l'apportent à l'hôpital à six heures du matin et dès son arrivée dans la salle Sainte-Catherine, on lui administre 0,025 milligr. de tartre stibié. Au moment de la visite à huit heures et demie nous constatons les phénomènes suivants :

La voix est encore conservée, l'enfant ne tousse pas, l'oppression est cependant assez considérable, la respiration fréquente et légèrement serratique, la déglutition est encore assez facile et paraît peu douloureuse. Sensibilité cutanée intacte. A l'inspection de l'arrière-gorge, on aperçoit sur les amygdales et sur le voile du palais de larges plaques pseudo-membraneuses jaunes grisâtres, noirâtres même en certains points, surtout au niveau de la luette qui se trouve ainsi enveloppée de cette gangue diphthéritique.

T. 38° 4. Il s'écoule par les narines un liquide séro-purulent chargé de détritus sanieux.

16 *juillet* (soir). — *Traitement*. Émétique 0,025, vin, potage. Nous trouvons ce soir la malade beaucoup plus abattue. La peau est sèche et mordicante. T. 39°,4. — Le pouls fréquent et dépressible, la récurrence radiale est presque éteinte; la face est pâle et livide; les battements du cœur sont à peine perceptibles à la main ils sont sourds, faibles et lointains à l'auscultation.

L'engorgement des ganglions sous-maxillaires déjà très-volumineux la veille, a fait de notables progrès et il atteint aujourd'hui les dimensions d'une orange. On voit se dessiner sur les parties latérales du cou un abondant réseau veineux bleu violâtre.

Les pupilles sont moyennement dilatées et peu sensibles à la lumière. La contraction du sphincter irien est lente et paresseuse. L'orifice externe des fosses nasales laisse échapper incessamment une sérosité jaunâtre et très-fétide tenant en suspension des détritus pseudo-membraneux. L'haleine est fétide et nauséeuse. Sur la face extérieure de l'abdomen, on aperçoit une douzaine de petits points rouges foncés analogues à des taches de purpura et qui pourraient bien être de simples piqûres de puces.

L'analgésie cutanée est presque absolue à la face et sur le front, mais l'anesthésie est moins marquée et moins complète.

A l'auscultation de la poitrine, les poumons respirent faiblement et l'on entend au sommet gauche un retentissement plus grand du cri. Il n'y a pas de différence à la percussion dans les deux côtés de la poitrine.

L'urine extraite par le cathétérisme est peu abondante claire (couleur nº 2 de l'échelle de Vogel). Réaction acide fortement albumineuse.

Le sang examiné au microscope présente une augmentation vraiment considérable du chiffre des globules blancs. Leur nombre évalué comparativement à celui des hématies est comme 1:10 environ c'est-à-dire trente fois plus grand qu'à l'état normal.

La dyspnée n'est pas relativement plus forte qu'hier mais l'état général empire sensiblement et l'infection diphthéritique étend ses ravages.

Le 17. Ce matin l'enfant est encore plus affaissée que la veille. La face semble même un peu bouffie. La dyspnée est intense, les extrémités froides, l'haleine glacée et toujours fétide, le collapsus profond.

Le pouls insensible.—T. 38°8. En découvrant le corps de l'enfant nous apercevons des taches ecchymotiques bleuâtres sur les membres; l'une est située à la face interne du genou droit et donne sous le doigt l'impression d'une petite nodosité sous-cutanée, l'étendue de l'extravation sanguine, qui nous paraît devoir se rattacher à un infarctus cutané, est d'environ 1 centimètre 1|2. On retrouve un noyau infarctueux analogue au niveau du bras droit et sur la face interne.

L'examen ophthalmoscopique nous montre le fond de l'œil de coloration gris rosé très-pâle. La région péripapillaire est presque exsangue. Les vaisseaux émergents de la papille sont à peine perceptibles. Cette décoloration générale de la rétine tient-elle à un œdème sous-rétinien, à une anémie de la choroïde ou bien doit-on la considérer comme une rétinite commençante liée à la leucocytose. La teinte un peu jaunâtre du fond de l'œil, jointe à l'extrême abondance des globules blancs dans le sang plaiderait en faveur de cette dernière hypothèse; mais d'autre part la période ultime de la maladie et la mort imminente de l'enfant suffisent à expliquer cette apparence anormale qui n'est autre chose qu'un phénomène agonique.

L'enfant succombe dans l'algidité à deux heures du soir.

Autopsie faite le 19 juillet, trente-six heures après la mort.

Les fosses nasales et l'isthme du gosier sont remplis de détritus noirâtres et gangréneux. On trouve sur l'épiglotte des fausses membranes qui s'étendent jusque sur les cordes vocales. La trachée renferme quelques mucosités épaisses qui s'étendent jusque dans les grosses bronches. La muqueuse de ces canaux est parfaitement saine et ne présente pas la moindre exulcération.

Poumons. Le poumon droit adhère par toute sa face externe à la plèvre costale, il est impossible également de détacher la base sans déchirer son parenchyme.

Le tissu du poumon n'offre aucun noyau sensible à la palpation. Sur la surface on ne peut découvrir ni ecchymose ni infarctus à la coupe, le parenchyme n'est induré en aucun point.

Les veines pulmonaires sont gorgées de sang liquide. Il n'y a pas de thrombose sur leur trajet, la cavité péricardique contient 60 gr. de sérosité sanguinolente.

Cœur. Le cœur offre une mollesse caractéristique à sa surface; au niveau du sillon coronaire, on aperçoit deux ou trois petits points ecchymotiques qui examinés soigneusement présentent les caractères suivants :

Suffusion sanguine dans le tissu cellulaire du sillon auriculaire, point central noirâtre sur le trajet d'un vaisseau, probablement au niveau de la rupture de ce conduit.

En disséquant cette partie centrale, elle apparaît sous forme d'un petit noyau adhérent en deux de ses points au vaisseau correspondant.

Dans la trame du tissu cardiaque on retrouve une quantité considérable de lésions analogues. Ces ecchymoses interstitielles sont-elles dues à des infarctus capillaires, à des suffusions sanguines simples, ou bien à des endartérites capillaires proliférantes, ou bien enfin à l'altération même des parois musculaires de ces petits vaisseaux? C'est ce qu'il est impossible de déterminer actuellement mais les lésions du tissu musculaire du cœur viennent éclairer cette question de pathogénie obscure à priori. En effet, la fibre charnue du cœur surtout dans la cloison interventriculaire est pâle, jaunâtre et offre l'aspect de la cire vieillie; elle est friable, molle et conserve l'empreinte du doigt. En un mot elle présente tous les caractères assignés à la myocardite parenchymateuse.

L'examen microscopique a plus tard confirmé nos prévisions en nous révélant les altérations suivantes : les fibrilles musculaires du cœur offrent une infiltration abondante de granulations et en certains points on observe sur de fines coupes pratiquées sur la cloison ventriculaire après durcissement préalable dans l'alcool cet état vitreux signalé par Zenker, Waldeyer et Hayem. Nous n'avons pu en aucun point constater la multiplicité des noyaux décrits par ce dernier observateur comme le deuxième degré de la myosite.

En examinant le tissu cardiaque sur une coupe pratiquée au niveau des points hémorrhagiques précédemment décrits, nous avons retrouvé sur le petit vaisseau qui avait été le point de départ de l'extravasation, une lésion que nous avions eu, il y a trois ans, l'occasion d'observer avec notre excellent ami le Dr Hayem. C'était une *endartérite proliférante capillaire* qui avait entraîné l'accumulation des globules sanguins par suite de l'oblitération presque complète de la lumière du petit vaisseau dont la tunique interne était considérablement épaissie et consécutivement sa rupture en amont de l'obstacle.

C'est ainsi que doivent être compris et interprétés ces petits foyers hémorrhagiques ponctués dont le muscle cardiaque est parsemé.

Le ventricule droit est rempli d'un gros caillot fibrineux jaunâtre et très-consistant. Il est ferme et homogène à la coupe; on ne retrouve pas de vacuoles à son centre, ni d'amas de leucocytes. Son aspect et sa dureté permettent d'affirmer qu'il n'est pas évidemment d'origine agonique. On retrouve ainsi dans le réseau des colonnes charnues de deuxième et troisième ordre, des coagulations épaisses et résistantes, enchevêtrées dans ses innombrables mailles.

Les valvules offrent une coloration rouge, lie de vin, surtout la valvule mitrale sur la partie marginale et supérieure de laquelle on retrouve le liséré de végétations que nous avons déjà tant de fois observé en pareille circonstance. Mais dans ce cas, l'endocardite aiguë est très-limitée et peu intense, tandis que les lésions myocarditiques dominent ici la scène morbide.

Cerveau. Augmentation de volume de la masse encéphalique et issue du cerveau à travers une éraillure artificielle de la dure-mère, après l'ouverture de la boîte crânienne. Cette augmentation de volume est due dans ce cas à l'œdème cérébral et ventriculaire et cette hydropisie interstitielle et cavitaire est elle-même produite par des thromboses multiples des veines méningées qui renferment çà et là dans leur cavité de petits caillots fibrineux cylindriques jaunâtres que l'on peut faire mouvoir dans la lumière des vaisseaux en exerçant sur eux une très-légère pression.

L'œdème rétinien constaté pendant la vie était sans doute dû à une pareille coagulation développée dans la veine ophthalmique. A la coupe, le cerveau est ramolli et rempli de sérosité qui infiltre son parenchyme. On trouve un pointillé très-abondant produit par des vaisseaux dilatés et d'où l'on peut aisément faire sourdre de petits thrombus cylindriques noirâtres.

Les cavités ventriculaires contiennent une certaine quantité de sérosité claire.

Les sinus de la dure mère, et en particulier les sinus droit, longitudinal, latéraux, sont remplis de coagula en partie fibrineux, mous, en partie cruoriques et rougeâtres qui peuvent aisément se détacher de l'intérieur de ces conduits par une légère traction exercée sur le thrombus qui remplit le pressoir d'Herophile.

Viscères abdominaux. Tout le système de la veine porte offre une stase sanguine considérable, le tronc de ce vaisseau au niveau de sa bifurcation dans le foie présente une thrombose très-accusée qui s'étend jusqu'à la première division des vaisseaux hépatiques

A la surface du foie, on aperçoit un abondant réseau sanguin correspondant à chacun des lobules de la glande, probablement dû à la stase du sang dans les veines sus-hépatiques, celui-ci ne recevant plus l'impulsion de la vis à tergo de la veine porte; pareille stase veineuse se retrouve dans le tissu cellulaire du péritoine pelvien, sur l'intestin et dans la rate.

Reins. — Sensiblement normaux. Il n'y a pas de vestiges d'infarctus d'aucun genre. Les deux substances offrent leurs rapports habituels et leur coloration ordinaire.

Les *muscles* ne sont pas en apparence altérés. La fibre du muscle grand droit de l'abdomen est rouge, ferme et naturelle. Le muscle sterno-mastoïdien qui recouvre les ganglions engorgés des régions sous-maxillaire et cervicale sont noirâtres, ramollis et infiltrés de sang.

Les *ganglions* engorgés offrent à la coupe une coloration rouge grisâtre et une consistance lardacée très-remarquable.

Les *rétines* sont saines en apparence. On ne trouve à leur surface ni tubercules ni granulations. La papille et la région circonvoisine semblent infiltrées de sérosité.

La *peau* dans certains points des membres inférieurs et supérieurs, présente des ecchymoses sous-cutanées que l'on pourrait prendre à priori pour des petites embolies capillaires et qui doivent, d'après l'examen microscopique que nous en avons fait, à l'aide de coupes fines et après durcissement dans l'alcool rectifié, être rattachées au même groupe que les ecchymoses interstitielles du cœur, c'est-à-dire à l'endartérite capillaire proliférante ayant entraîné la rupture du vaisseau par son excès de réplétion sanguine.

Le liquide sanguin est noirâtre, épais, un peu gelée de groseille dans les voies masculaires qui ne sont pas le siége de thromboses.

OBSERVATION IV.

Angine ulcéreuse diphthéritique. — Infarctus pulmonaires multiples. Néphrite parenchymateuse. — Myocardite. — Infection diphthéritique probable (Tracé thermique).

Victorine Demolle, âgée de 2 ans, entrée le 4 juin 1872, salle Sainte-Catherine, n° 47.

Malade depuis quinze jours, sa mère impute à tort la maladie de sa fille à un accès de colère et de jalousie. Début véritable : par coryza ; épistaxis depuis deux jours. Depuis hier les boissons refluent par les narines.

L'enfant est pâle et comme œdématiée. Les deux *amygdales* présentent une profonde perte de substance, taillée à pic et dont le fond est sanieux et encore recouvert de détritus pseudo-membraneux. L'inertie du voile du palais nous paraît être mécaniquement produite par la lésion de l'amygdale. La face est pâle et bouffie. Le pouls insensible, la respiration très-gênée, mais non croupale. La température axillaire peu élevée, 37°, 38°. L'enfant succombe le lendemain. Pendant tout son séjour elle n'a pu avaler la moindre goutte de liquide.

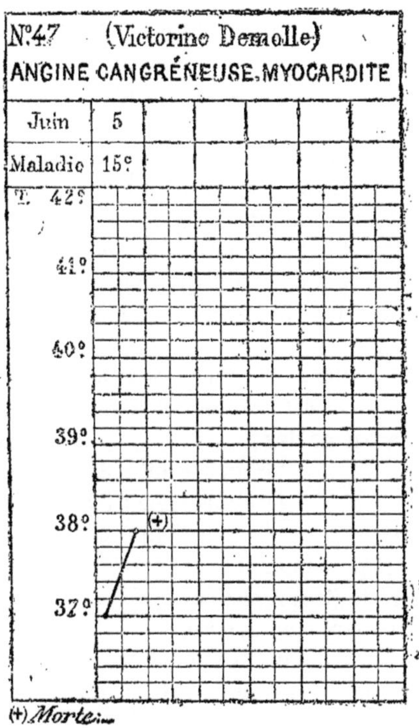

Autopsie 7 juin. — Poumons constellés à leur surface de points noirâtres plus ou moins étendus; les uns, de la dimension d'un pois, les autres d'une pièce d'un franc et au delà. Une coupe verticale pratiquée au niveau de l'un des bords de l'organe nous révèle l'existence d'un infarctus manifeste, avec sa forme pyramidale. Sa base périphérique et son sommet dirigé vers la partie profonde. Au centre, on découvre facilement un vaisseau, dont la cavité est obturée par un caillot noirâtre et consistant. Dans le lobe inférieur du poumon droit, l'infarctus est beaucoup plus étendu et paraît de date plus ancienne; il est déjà même en voie de régression granulo-graisseuse. Le doigt s'enfonce aisément à ce niveau dans le parenchyme pulmonaire ramolli et en détritus. Les bronches, la trachée, le larynx ne présentent ni rougeur, ni fausses membranes.

L'épiglotte seule et les replis aryténo-épiglottiques sont violacés, tuméfiés et recouverts de débris pseudo-membraneux.

Ulcérations profondes des deux régions amygdaliennes constatées pendant la vie.

Cœur, mou, pâle, de coloration cireuse à la coupe et conservant l'empreinte du doigt (myocardite très-probable).

Rate petite, de consistance normale, d'aspect violacé. Poids : 20 grammes.

Reins profondément altérés; le droit surtout. La capsule se détache aisément. La coloration de la surface est jaunâtre, parsemée de plaques d'un jaune plus clair. La substance corticale offre à la coupe la même teinte; elle est beaucoup plus abondante que normalement, fait saillie entre les pyramides qu'elle comprime et réduit à la moitie de leur volume (néphrite parenchymateuse au 2e degré).

Sur le rein gauche, les lésions sont moins accusées. La néphr parenchymateuse s'est arrétée au stade intermédiaire entre le pre mier et le deuxième degré.

Poids { Rein droit : 37 grammes.
Rein gauche : 32 —

Résumé : 1° Angine ulcéreuse (diphthéritique).

2° Infarctus pulmonaires.

3° Myocardite (très-probable).

4° Néphrite parenchymateuse.

5° Intoxication diphthéritique générale.

La multiplicité des lésions et leur siége semblent plaider victorieusement en faveur de l'infection diphthéritique. Cette hypothèse est encore confirmée par les caractères du sang trouvé dans les vaisseaux. Ce liquide est en effet diffluent, de coloration violacée, lie de vin, et ressemblant à de la gelée de groseille très-claire.

OBSERVATION V.

Angine couenneuse. — Croup. — Trachéotomie. — Albuminurie passagère. — Leucocytose tardive. — Pneumonie lobulaire. — Endocardite hyperplastique, — Bronchiectasie capillaire. — Thromboses multiples, etc. (Tracé thermique.)

Émilie Marotte, âgée de 3 ans, entrée le 5 mai 1872 à l'hôpital des Enfants-Malades, salle Sainte-Catherine, n° 24. Est malade depuis six jours. Elle a été prise de fièvre et d'épistaxis.

Le lendemain, nous dit sa mère, elle a commencé à tousser, le surlendemain elle a perdu la voix.

On lui a administré alors un vomitif qui lui a fait expulser des fausses membranes.

Six jours après le début des premiers symptômes, sa respiration s'embarrasse, et le tirage apparaît en même temps que la respiration devient serratique; vers neuf heures dans la soirée, elle est prise d'un accès d'étouffement, et le médecin qui la soigne en ville l'adresse à l'hôpital des Enfants, où elle est reçue à onze heures.

La malade était en état de demi-asphyxie, avec cyanose marquée des extrémités et du visage, anesthésie manifeste, tirage intense, dyspnée extrême, absence presque complète du murmure vésiculaire, sifflement laryngo-trachéal, aphonie, etc. L'opération est pratiquée sur-le-champ par mon excellent collègue et ami Picot. L'enfant expulse aussitôt après l'incision de la trachée une longue membrane tubulée de 5 centimètres environ, mais sans ramifications.

Une amélioration manifeste succède immédiatement à la trachéotomie qui s'est du reste faite sans le moindre accident.

10 mai. En examinant l'incision de la veille après avoir retiré la canule, nous trouvons ce matin l'orifice de la trachée encombré d'abondantes mucosités épaisses, jaunâtres, un peu striées de sang et très-visqueuses. L'état général est moins satisfaisant que hier. La peau est sèche, chaude; le pouls vif et fréquent conserve cependant peu d'ampleur (118), la respiration est légèrement soufflante à droite; on entend au sommet droit et à la base gauche une grande quantité de râles sibilants et ronflants. Les urines sont rouges, épaisses, sédimenteuses, très-chargées d'urates et de chlorures. Traitées par la chaleur et par l'acide nitrique, elles ne donnent qu'un très-léger précipité floconneux, qui apparaît au-dessus du cercle des urates.

Le 11. La canule retirée ce matin est un peu noircie; une plaque d'un rouge vif apparaît sur les pommettes.

La peau est d'une chaleur âcre et mordicante. Le pouls augmente de fréquence, tandis que les battements diminuent d'intensité (128). La dyspnée est extrême (60). La température générale semble cependant s'être légèrement abaissée (39°,4 le matin, 38°,8 le soir).

En examinant le voile du palais, les piliers nous apparaissent d'un rouge vif et comme dépouillés de leur épithélium. On aperçoit en outre, sur la face interne des amygdales, une plaque pseudo-membraneuse épaisse, adhérente, et de la dimension d'une pièce d'un franc.

Le 12. L'état s'aggrave, la fièvre présente une exacerbation vespérale très-intense; la respiration devient de plus en plus stertoreuse, embarrassée, bruyante; la pommette droite offre une coloration rouge-violacée intense, les battements du cœur sont tumultueux et irréguliers, mais l'abondance des râles bronchiques empêche de distinguer le moindre bruit de souffle.

Les urines sont fortement albumineuses. Le sang examiné au microscope présente une leucocytose assez marquée (1 glob. blanc pour 15 hématies environ).

L'anesthésie paraît moins complète, c'est plutôt une obtusion de la sensibilité liée à la dépression générale qu'une perte plus ou moins complète de la sensation tactile ou douloureuse.

Le 13. Morte à midi.

Autopsie le 15, à sept heures du matin, trente-neuf heures après la mort. — Sugillations cadavériques nombreuses et étendues. Coloration verdâtre des parois de l'abdomen.

La muqueuse du *larynx* et de la *trachée* est notablement épaissie et parsemée d'arborisations vasculaires rougeâtres. Ces dernières sont très-apparentes au niveau de la bifurcation de la trachée et sur les bronches. Il est impossible de retrouver dans le tube laryngo-trachéal des fausses membranes flottantes; mais, en raclant légèrement la muqueuse avec la lame d'un scalpel, on parvient à en détacher quelques lambeaux diphthéritiques peu épais, mais très-adhérents.

Les poumons présentent de l'emphysème marginal très-étendu. Les deux bases offrent une coloration noirâtre et ne sont plus perméables à l'insufflation. Adhérences très-fortes des deux feuillets de la plèvre interlobulaire. A la coupe du lobe inférieur du poumon droit, le parenchyme pulmonaire paraît criblé d'une infinité de petites vacuoles remplies d'un liquide d'aspect puriforme que l'on pourrait dès l'abord prendre pour une infinité de petits abcès miliaires; il est aisé de se convaincre que ces petits foyers puriformes, du volume d'un grain de mil ou d'un grain de chènevis, ne sont en réalité constitués que par des dilatations cylindriques ou ampullaires des bronches intralobulaires qui renferment des mucosités épaisses tenant en suspension une infinité de cellules épithéliales, de granulations moléculaires et de détritus fibrineux à l'état fibrillaire. Le département pulmonaire desservi par ces bronchites dilatées est en état de collapsus complet et semble pour ainsi dire carnifié. Les fragments de tissu pris à ce niveau et jetés dans l'eau, plongent bien vite au fond du liquide et ne reviennent pas à la surface. Nous serions donc porté à admettre dans ce cas, à côté des dilatations bronchiques miliaires, un certain degré de pneumonie lobulaire au 2e degré (hépatisation rouge).

Dans le poumon gauche, au niveau de son lobe inférieur, nous retrouvons les mêmes lésions bronchiques, mais les noyaux de pneumonie sont plus nombreux et mieux accusés.

Faibles adhérences pleurales. Coagulations sanguines dans les artérioles intra-pulmonaires. En suivant le trajet des bronches de l'artère pulmonaire, on les trouve remplies de caillots noirâtres et mous qui se prolongent jusque dans les ramifications ultimes de ce vaisseau.

Cœur. — Caillots cruoriques dans les cavités droites.

Le muscle cardiaque conserve son aspect normal.

Thrombose du cœur gauche se prolongeant dans l'aorte; mais on ne retrouve dans ce vaisseau que l'extrémité effilée du caillot fibrineux qui remplit le ventricule gauche.

La valvule mitrale présente les traces les plus irrécusables d'une endocardite hyperplastique et végétante aiguë. Les valves sont épaissies; à quelques millimètres de leur bord libre, on aperçoit très-distinctement une double rangée d'excroissances mamillaires rougeâtres, reposant sur un fond rouge vif.

Quelques petites végétations endocardiaques se retrouvent encore sur le bord même de la valvule mitrale, au point d'insertion des cordages tendineux.

Les valvules sigmoïdes aortiques sont rouges, mais sans arborisations apparentes. Leur coloration pourrait être simplement attribuée à l'imbibition cadavérique, si la présence de deux petits nodules dans l'épaisseur même des valves et de fines arborisations vasculaires à leur face interne, ne démontraient péremptoirement la réalité du processus inflammatoire à ce niveau. De ces deux nodules, l'un de la grosseur d'un grain de mil, est situé sur le bord libre de la valve interne près de son insertion pariétale, l'autre plus volumineux à 2 millimètres au-dessus du nodule normal d'Arantius.

Les valvules sigmoïdes pulmonaires sont également colorées en rouge et sans vascularisation. Cette teinte semble être ici la conséquence de l'imbibition cadavérique.

La cavité de l'artère pulmonaire est remplie d'un caillot fibrineux assez résistant, dont nous avons retrouvé les prolongements dans les ramifications intra-pulmonaires de ce vaisseau.

Rate. — De petit volume. Dimensions : 6 centimètres sur 5 c, sans infarctus. De coloration normale et de consistance assez ferme,

Foie, également peu volumineux. Quelques-uns de ses lobules sont stéatosés, ce qui explique la teinte marbrée de sa surface et de son parenchyme.

Reins sensiblement normaux. La substance médullaire tranche par sa coloration violacée sur la teinte jaune pâle de la substance corticale.

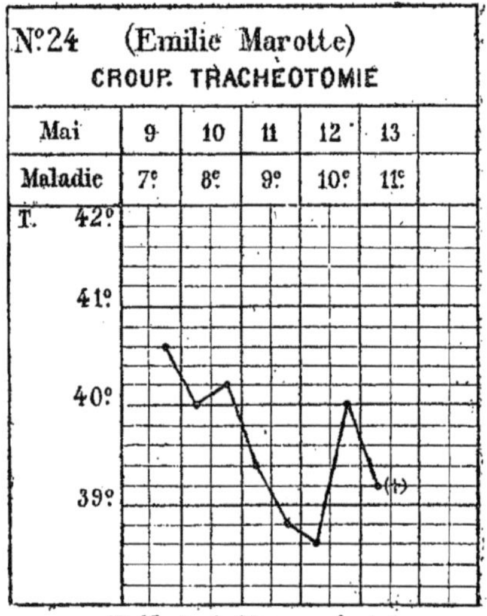

(+) *Morte à 6 heures du soir*

Encéphale. — Sinus de la dure-mère : caillot ferme, résistant, jaunâtre dans le sinus droit, se prolongeant jusque dans le torcular. De ce point partent des coagulations molles et noirâtres qui se répandent dans les sinus voisins.

On retrouve dans le sinus longitudinal un caillot mince et effilé en partie fibrineux, en partie cruorique, qui est loin de remplir toute la lumière de ce canal veineux.

Adhérence continue de la dure-mère à la voûte crânienne. Pie-mère légèrement adhérente à la surface du cerveau, dont la pulpe est elle-même très-friable.

Pas de sérosité dans le ventricule. Œdème sous-arachnoïdien peu abondant. Riche piqueté sanguin de la substance cérébrale. Veines du corps strié très-apparentes et dilatées, mais sans thrombus.

Résumé : 1° Angine pseudo-membraneuse; 2° Croup.

3° Dilatation ampullaire des petites bronches (bronchiectaxie capillaire); 4° atélectasie partielle et limitée des lobules pulmonaires; 5° pneumonie lobulaire; 6° thrombose de l'artère pulmonaire et de ses branches; 7° endocardite hyperplastique et végétante mitrale, endocardite sigmoïde légère; 8° thrombose cardiaque; 9° thrombose des sinus (droit et longitudinal supérieur).

Nota. — La planche coloriée qui figure à la fin de notre travail est l'exacte et fidèle reproduction des lésions endocardiques observées dans ce cas.

OBSERVATION VI.

Croup. — Trachéotomie. — Mort. — Endocardite valvulaire mitrale et tricuspide. — Infarctus pulmonaires. (Tracés du pouls, de la température et de la respiration.)

Léonie Oui, âgée de 4 ans, entrée le 27 mai 1872, à l'hôpital des Enfants-Malades, salle Sainte-Catherine, n° 2.

Malade depuis 4 jours. Prise tout d'un coup d'une fièvre assez vive et d'un mal de gorge d'abord très-léger. Trois jours après elle perd la voix. Sa toux, insignifiante dans les premiers jours, devient bientôt croupale; son nez coule, sa face s'altère, sa respiration s'embarrasse et elle est prise enfin d'accès de suffocation qui se succèdent à assez courts intervalles. On l'amène à l'hôpital où elle présente les symptômes suivants :

Coryza avec écoulement incessant de sérosité sanieuse et fétide. Plaque diphthéritique épaisse, adhérente et jaunâtre sur le voile du palais, la luette et les amygdales. Engorgement très-léger des ganglions sous-maxillaires.

Respiration serratique et bruyante. Tirage et sifflement trachéal. Pas de murmure vésiculaire. Anesthésie à peu près complète. Analgésie très-marquée. Jetage incessant par les narines. Orifice des narines et lèvres supérieures exulcérées.

A son entrée, on lui administre 0.05 centigr. de tartre stibié (d'heure en heure), car elle a pris en ville plusieurs vomitifs qui sont restés sans effet. P. 160. T. 39°. R. 56.

Le tartre stibié a produit plusieurs selles sans vomissements.

Le 28. L'enfant est très-abattue ce matin. La dyspnée paraît encore plus intense que la veille. R. 60. Le pouls est un peu moins fréquent, mais plus faible (148). La peau est moins brûlante. T. 38°6.

Traitement : Julep gommeux, 100 gr., tartre stibié, 0.05, par cuillerées toutes les heures.

Le 29. Pas de vomissements ni de garde-robe. Point d'accès de suffocation. Voix éteinte, toux plus grasse, respiration un peu moins gênée. Le murmure vésiculaire s'entend mieux qu'hier. P. 150. R. 48.

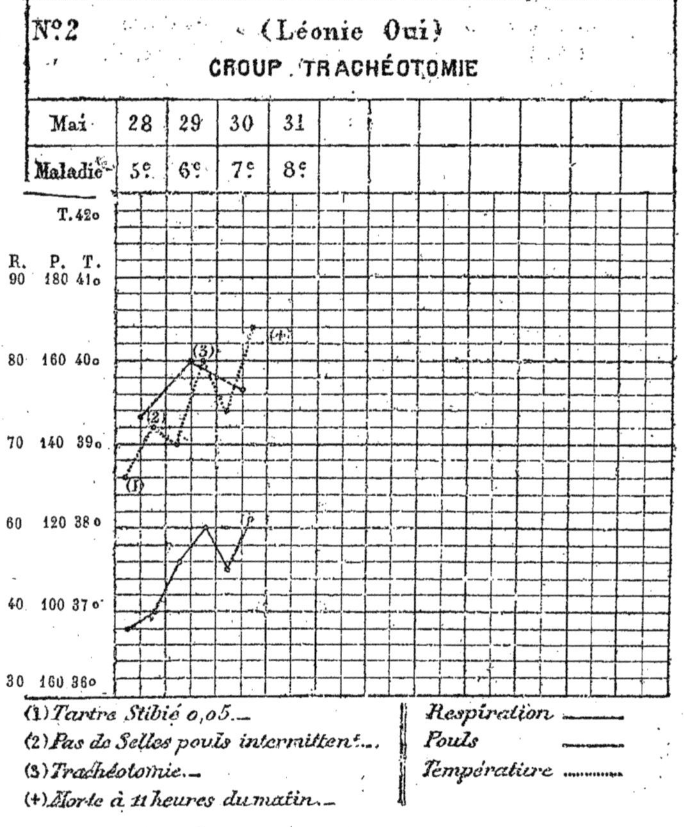

Le 29, soir. L'enfant est prise d'un violent accès de suffocation, qui rend l'opération urgente : la trachéotomie est pratiquée à 6 heures du soir. Au moment de l'introduction de la canule, asphyxie complète, plus de battements de cœur. Etat de mort apparente. Insufflation faite pendant 5 minutes. Retour immédiat à la vie. Expulsion d'une fausse membrane. Après cet incident, l'enfant redevient calme, sa face se colore, la respiration s'entend très-distinctement des deux côtés de la poitrine.

Le 30. Elle a bien passé la nuit; mais les urines sont très-fortement albumineuses.

Le 31. Morte ce matin à 11 heures.

1er juin. AUTOPSIE. Il n'y a plus trace de fausses membranes sur la muqueuse laryngée qui reste grisâtre, foncée, exulcérée. Pas de bronchite pseudo-membraneuse, congestion pulmonaire. Ecchymoses sous-pleurales. Infarctus du poumon droit, ou simple pneumonie lobulaire circonscrite. Endocardite valvulaire mitrale et tricuspide très-légère. — Foie, rate, reins normaux. Ces derniers sont fortement congestionnés. Sang de coloration habituelle avec quelques caillots cruoriques dans les cavités cardiaques.

OBSERVATION VII.

Croup. — Trachéotomie. — Mort. — Infarctus pulmonaires multiples. — Endocardite mitrale végétante. — Néphrite parenchymateuse légère (Tracé thermique).

Metayer (Aimée-Louise), âgée de 6 ans, entrée le 2 juin 1872, à l'hôpital des Enfants-Malades, salle Sainte-Catherine, n° 2.

Antécédents et commémoratifs. — Malade depuis trois jours seulement. Début insidieux, toux légère, pas de mal de gorge. La veille de son entrée, la toux est devenue croupale, la voix s'est éteinte, et l'enfant a eu un accès de suffocation très-passager. On lui a administré un vomitif en ville (ipéca) qui n'a produit que quelques évacuations alvines insignifiantes et deux ou trois vomissements glaireux et bilieux sans fausses membranes. Au moment de son entrée, la cyanose est complète, la voix éteinte, la toux croupale, la respiration serratique, le tirage extrême, le sifflement laryngo-trachéal très-intense, l'anesthésie complète, le murmure vésiculaire nul.

La trachéotomie est immédiatement pratiquée et n'offre d'autres difficultés que celles qui résultent de la présence d'un lacis veineux thyroïdien très-considérable. L'écoulement du sang est aussitôt suspendu par la rapide introduction de la canule.

Après l'opération. la respiration s'entend bien distinctement et l'enfant est très-calme.

Le 3 juin. Le mieux persiste ce matin.

Ce soir : fièvre, dyspnée, respiration haletante. Peau chaude et sèche. Température axillaire élevée : 40°. Pouls très-fréquent, 152.

Le 4 juin. Facies satisfaisant. Pas de râles dans la poitrine. Murmure vésiculaire régulier, mais un peu rude. Cependant la respiration est un peu gênée. On aperçoit un mouvement d'épaules à chaque inspiration, ainsi qu'une dilatation rhythmique des narines. Pouls toujours accéléré : 156. Nuage albumineux dans les urines.

Le 5 juin. L'enfant est anxieuse. Les pommettes sont rouges. Pouls 148.

Le 6 juin. Peau brûlante et sèche. En changeant la canule, il sort de la plaie quelques mucosités sanglantes. Râles sous-crépitants du côté gauche de la poitrine. Pouls 152. Albumine dans les urines.

Traitement : 2 sangsues du côté gauche (1\2 h. d'écoulement).

Le 7 juin. Douleurs du côté gauche de la poitrine. Râles sous-crépitants. Canule noirâtre. Pus sanieux.

Traitement : Julep gommeux : 30 gr., tartre stibié 0.05.

Le soir : Face pâle. Traits tirés. Yeux éteints. Narines dilatées.

Le 8 juin. Mort à six heures.

Autopsie faite à dix heures du matin.

La plaie de l'opération est sanieuse et couverte de détritus sphacélés.

Poumons engorgés, parsemés à leur surface et dans la scissure interlobaire d'ecchymoses sous-pleurales.

Infarctus pulmonaires, noirâtres, irréguliers, disséminés à la surface et dans l'épaisseur du parenchyme, de forme non pyramidale. Les uns paraissent récents et offrent tous les caractères hémorrhagiques. Les autres, plus anciens, sont en voie de régression ou d'inflammation et présentent l'aspect de noyaux de pneumonie lobulaire circonscrite ou de pneumonie vésiculaire.

A la base du poumon gauche, une partie du lobe inférieur est hépatisée et infiltrée de leucocytes. Un fragment du parenchyme pulmonaire pris à ce niveau se précipite au fond de l'eau. Un des points les plus intéressants est fourni par les lésions veineuses. On aperçoit en effet à la surface du poumon dans les endroits qui correspondent aux foyers d'infarctus, les vaisseaux superficiels et sous-pleuraux remplis de coagula thrombosiques; les vaisseaux qui traversent les infarctus sont également remplis de caillots noirâtres. Enfin, en poursuivant plus attentivement l'examen, on trouve le tronc des veines pulmonaires à leur embouchure dans l'oreillette, rempli de coagulations sanguines noirâtres. L'artère pulmonaire et ses branches suivies soigneusement n'offrent pas trace de lésions semblables. L'altération paraît donc bien siéger primitivement sur le système veineux pulmonaire. (Ces infarctus à noyaux disséminés devaient donc être attribués à la thrombose des veines pulmonaires et de leurs radicules.)

Les *ganglions bronchiques* sont tuméfiés, en partie rouges-violacés, en partie noirâtres. Quelques-uns même présentent des traces d'adénite caséeuse au début.

Le *cœur* paraît sain. La fibre est rouge et ferme. Les cavités auriculaires sont pleines de caillots cruoriques. Quelques caillots fibrinieux préagoniques, peu consistants dans les cavités ventriculaires.

Le bord supérieur de la valvule mitrale est rouge, injecté et hérissé de petites végétations rougeâtres (endocardite végétante).

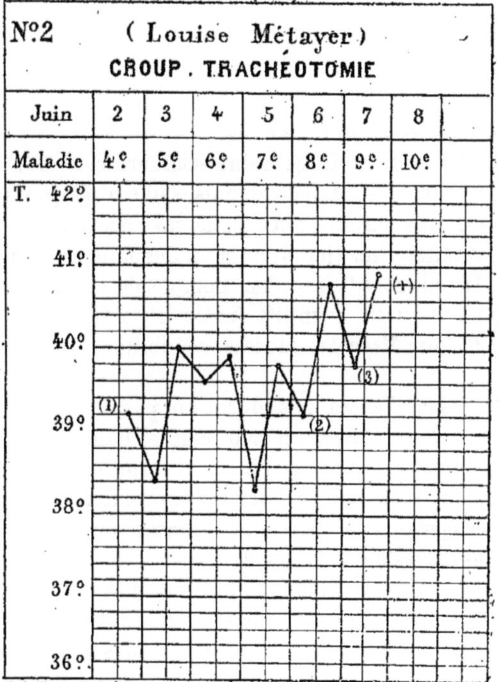

(1) *Trachéotomie.* —
(2) 2 *Sangsues.* —
(3) *Tartre Stibié (1 vomissement).* —
(+) *Morte.* —

Foie et rate un peu congestionnés, de consistance normale ;

Reins volumineux, facilement énucléables de leur capsule. Substance corticale, épaisse, injectée, jaunâtre en certains points, sans ligne de démarcation tranchée entre elle et la substance médullaire. Les pyramides centrales des reins sont pour ainsi dire étouffées par la substance corticale exubérante.

(Néphrite parenchymateuse aiguë au 1er degré).

Encéphale. Méninges injectées. Thrombose du sinus longitudinal supérieur. Caillots noirâtres dans le sinus latéral et au niveau du pressoir d'Hérophile. Abondance du liquide sous-arachnoïdien.

Piqueté sanguin abondant de la pulpe cérébrale.

OBSERVATION VIII.

Croup. — Angine diphthéritique. — Trachéotomie. — Mort par asphyxie.

Gruslin (Marie-Louise), 22 mois.

Entrée : 7 juin 1872. Salle Sainte-Catherine, n° 26.

Commémoratifs. — Malade depuis samedi (7 jours), prise de fièvre. Mardi, ses parents ont appelé un médecin qui lui a administré un vomitif. Hier (jeudi) on a vu des fausses membranes dans la gorge. Depuis mardi jusqu'au moment de son entrée, elle a pris successivement quatre vomitifs (ipéca et tartre stibé). Le dernier seul lui a fait expulser des fausses membranes qu'on n'a pas conservées.

Elle n'a pas eu d'accès de suffocation, pas de cyanose.

Etat actuel. Face pâle et un peu bouffie, haleine fétide et caractéristique, pouls presque insensible et filiforme (120), absence de murmure vésiculaire. Sifflement laryngo-trachéal très-intense, fausses membranes épaisses, noirâtres, adhérentes, sur le voile du palais, la luette et les amygdales. T. 38°,2.

Traitement : Tartre stibié 0,25 milligrammes.

Quelques heures après son entrée, l'enfant a une crise de dypsnée des plus intenses. L'interne de garde est aussitôt appelé ; mais, à peine est-il arrivé dans la salle, qu'il trouve l'enfant froide et presque inanimée. Le pouls a cessé de battre ou du moins ne peut plus être senti, la respiration semble également arrêtée. Cependant, en appliquant l'oreille sur la région précordiale, les bruits du cœur sont encore entendus, mais ils sont rares, lointains, confus, voilés, sourds et affaiblis. A de rares intervalles, on aperçoit quelques mouvements respiratoires incomplets et presque nuls.

La trachéotomie est pratiquée sur-le-champ. Il ne s'écoule pas une seule goutte de sang, l'opération est faite en quelques secondes; mais, au moment où la trachée est incisée, il ne se produit pas le sifflement habituel. L'insufflation directe par la canule provoque, après quelques instants, un effort respiratoire; la première respiration est courte, brusque, incomplète. Après dix minutes d'insufflation, le petit cadavre paraît se ranimer. Les inspirations sont plus rapprochées, les téguments se colorent et la vie semble revenir. Mais ce retour est bien passager, car l'enfant n'a pu vivre que quelques heures, et est morte à sept heures du soir.

Autopsie. 9 juin. Noyau de pneumonie lobulaire à la base du lobe supérieur du poumon droit. Un fragment de tissu pulmonaire pris en ce point ne surnage pas.

Il n'y a pas d'emphysème sous-pleural ni interlobulaire. Malgré l'insufflation énergique et prolongée, les fausses membranes remplissent le larynx et la trachée. Au niveau de la bifurcation de ce conduit, se trouve une large fausse membrane remplissant presque complètement son calibre et obturant l'orifice des deux bronches : elle repose sur l'éperon bronchique lui-même.

Les autres organes sont sains et ne présentent qu'une stase sanguine très-accusée.

OBSERVATION IX.

Croup. — Trachéotomie. — Mort. — Bronchite pseudo-membraneuse. — Asphyxie mécanique (Tracé thermique).

Olympe Bunin, âgée de 7 ans, entrée le 4 juin 1872, à l'hôpital des Enfants, salle Sainte-Catherine, n° 26 (service du docteur Bouchut).

Cette enfant est souffrante depuis une quinzaine de jours environ; elle a été prise, il y a douze jours, d'un premier accès d'étouffement. On l'a fait vomir deux fois avec de l'ipéca, et tous les accidents ont disparu.

Mais elle a été reprise vendredi dernier (il y a cinq jours). Sa toux est devenue croupale. Sa voix s'est éteinte. La dyspnée a été extrême, mais sans accès de suffocation. Ses parents, en présence de l'imminence du péril, l'ont portée à l'hôpital. Au moment de son entrée, elle était complètement cyanosée, la respiration serratique, l'anesthésie presque absolue.

La trachéotomie est aussitôt pratiquée, et est faite sans accidents.

Depuis son opération, l'enfant reste affaissée, abattue. La peau est sèche et brûlante. La respiration très-fréquente. Le pouls extrêmement accéléré, 150.

Les amygdales sont rouges, tuméfiées, sans fausses membranes.

3 juin. Pas d'albumine dans les urines. Celles-ci sont fortement sédimenteuses et chargées d'urates. Le dépôt se dissout dans un excès d'acide.

La respiration s'embarrasse de plus en plus. Le pouls est innombrable, 190, 200. L'affaissement est extrême.

Morte à quatre du soir.

Le 5. Autopsie faite à dix heures du matin, quarante-deux heures après la mort.

A l'ouverture du thorax, les poumons paraissent congestionnés à la base; la partie inférieure est parsemée de points ecchymotiques.

A la coupe, le parenchyme est engoué : on voit çà et là quelques noyaux crétacés de la grosseur d'une petite aveline.

Toute la muqueuse bronchique et trachéale est tapissée de fausses membranes, en partie diffluentes et ramollies, en partie adhérentes et uniformes.

Le *cœur* paraît sain, sa fibre est rouge et ferme, les valvules sont normales et intactes, ses cavités sont remplies de caillots cruoriques.

Les *reins* sont assez volumineux, rouges, congestionnés, la capsule se détache aisément. La délimitation des deux substances corticales et médullaires n'est pas nettement tranchée.

Poids : rein droit, 80 ; rein gauche, 90 grammes.

La *rate* est saine, sa pulpe peu diffluente. Poids 100 gr. Le *foie* offre sa coloration habituelle et pèse 800 grammes. Son volume est légèrement augmenté, mais sa consistance est moins ferme.

Les *méninges encéphaliques* sont congestionnées, les veines dilatées et gorgées de sang noirâtre, épais, mais sans coagula, pas plus que les sinus de la dure-mère.

La *pulpe cérébrale* est un peu ramollie ; la coupe présente un piqueté sanguin très-abondant. Dans le plexus choroïde des ventricules latéraux, se trouve un petit amas caséeux du volume d'un petit haricot.

La *glande pinéale* est au moins triplée du volume. Il semble s'être développé un petit kyste à son centre.

Résumé : Croup, laryngo-trachéo-bronchite pseudo-membraneuse. Mort par asphyxie, mécaniquement produite.

Note. Nous rapportons ici les deux observations qui précèdent, afin de montrer les différences qui séparent les lésions produites par asphyxie mécanique et celles qui sont liées aux complications cardiaques.

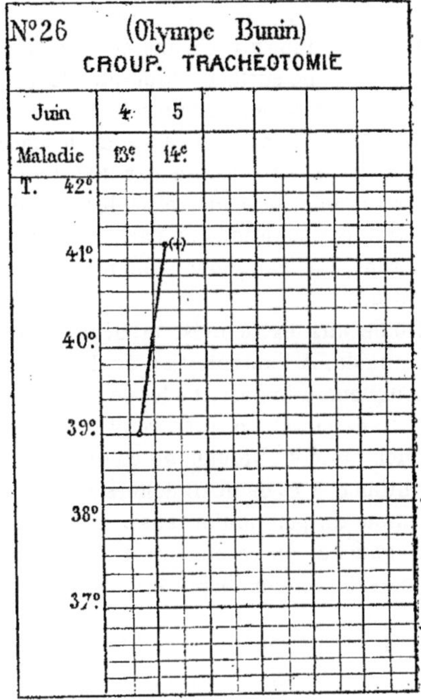

(+) *Morte à 4 heures du soir*

OBSERVATION X.

Diphthérite cutanée. — Convulsions terminales. — Albuminurie. — Endocardite aiguë végétante mitrale et tricuspide. — Néphrite parenchymateuse. — Mort.

Suzanne Grandin, âgée de deux ans, entrée le 13 juillet, à l'hôpital des Enfants-Malades, salle Sainte-Catherine, n° 48.

Cette enfant, pâle, anémiée, de constitution faible et de tempérament strumeux, porte des traces irrécusables de rachitisme ; chapelet costal, incurvation du tibia, persistance de la fontanelle antérieure, gonflement anormal de l'extrémité du radius, etc.

Sa mère nous dit qu'il y a trois mois, elle a été atteinte

— —

rougeole, pour laquelle elle a été traitée pendant cinq semaines à la salle Sainte-Geneviève (service de M. le Dr Roger). Depuis cette époque elle ne s'est jamais rétablie complètement ; son appétit était languissant, ses forces abattues, sa pâleur extrême ; souvent elle vomissait après avoir mangé, et, presque toute les nuits, elle était prise de violentes quintes de toux sans expectoration et sans reprises. Pour combattre ces accidents, la mère appliqua, de son propre chef, un vésicatoire sur la face externe du bras droit qu'elle fit suppurer. A son entrée, l'enfant nous présente son bras qui porte les traces de cet exutoire intempestif. On aperçoit, en effet, au niveau de l'insertion du deltoïde, une surface elliptique de cinq centimètres sur six centimètres d'étendue, recouverte d'une épaisse couche pseudo-membraneuse, solide, résistante et lardacée, répandant une odeur toute spéciale, circonscrite par une zone rouge vif sur laquelle on aperçoit une série de vésicules remplies de sérosité jaunâtre et de petites exulcérations en partie recouvertes de fausses membranes blafardes. Les ganglions axillaires correspondants sont modérément engorgés.

La peau est froide aux extrémités, la fièvre nulle, T. 36°.4, la langue rosée et humide. A l'auscultation de la poitrine, on entend quelques râles muqueux à la base, mêlés de ronchus sonores et disséminés. Au niveau de la région précordiale, la percussion révèle une légère augmentation du volume du cœur, dont la pointe vient battre à deux centimètres et demi en dehors du mamelon. La pression du doigt semble un peu douloureuse. En appliquant l'oreille sur le mamelon gauche, on entend assez distinctement le second bruit du cœur, mais le premier bruit est voilé, prolongé et soufflant.

19 juillet. Depuis cinq jours, l'enfant n'a présenté d'autres phénomènes qu'une diarrhée abondante et quelques vomissements de matières alimentaires ou muqueuses. La respiration est un peu fréquente, le pouls petit, faible et filiforme, l'abattement considérable. L'enfant reste toujours couchée dans le décubitus dorsal et semble plongée dans un état de torpeur et de demi-somnolence dont on a grande peine à la tirer.

Ce soir, à cinq heures, pendant notre visite, elle est prise subitement de convulsions pseudo-épileptiques, avec raideur du cou, contractions toniques des membres, mouvements fibrillaires des muscles de la face, strabisme supérieur, écume à la bouche, pâleur et lividité du visage, etc. L'examen ophthalmoscopique, pratiqué pendant cette crise, quoique rendu très-difficile par les mouvements de l'enfant, nous permet cependant de constater une opalescence et une teinte diffuse gris-rosée du champ rétinien. Sur cette ischémie choroïdienne tranchent nettement les veines afférentes de la papille qui sont gorgées de sang et dilatées.

Après quelques instants de calme, l'accès éclamptique se reproduit, puis cesse et reparaît encore. Enfin l'enfant succombe à minuit dans une dernière et violente crise.

Autopsie faite le 21 juillet, à dix heures du matin, quarante-huit heures après la mort. Sugillations cadavériques nombreuses Léger épanchement de sérosité dans la cavité péricardiaque (20 gr. environ).

Cœur. La surface extérieure est pâle et l'organe semble avoir macéré. La fibre musculaire est d'un gris jaunâtre, friable, molle et conserve l'empreinte du doigt. Au microscope les fibrilles musculaires sont infiltrées de granulations protéiques qui masquent en partie leur striation.

Les cavités droites sont remplies de caillots cruoriques noirâtres; l'un d'eux, terminé par une extrémité fibrineuse qui se prolonge dans l'intérieur de l'artère pulmonaire jusqu'à sa bifurcation, adhère assez fortement aux parois du ventricule. Les valvules tricuspide et mitrale sont rouges, un peu épaissies sur leur bord libre et présentent sur leur surface supérieure une série de petites végétations rougeâtres, de date évidemment récente, sauf l'une d'elles, située sur la valve interne de la mitrale, de la grosseur d'un grain de mil et de coloration blanchâtre.

Pareille infiltration ponctuée se montre sur le septum membraneux de la cloison interventriculaire.

Les *poumons* sont perméables en tous leurs points. Leur parenchyme est sain et l'on ne trouve à noter qu'un peu d'atélectasie marginale.

A l'ouverture du *crâne*, pas d'épanchement de sérosité dans la cavité sous-arachnoïdienne. Dilatation notable de veines méningées. Pas de coagulations sanguines dans les sinus de la dure-mère. La pulpe cérébrale est un peu ramollie, mais la différence nous semble dépendre de l'imbibition cadavérique. Pas d'épanchement de sérosité dans les cavités ventriculaires.

L'œil gauche, enlevé de l'orbite et incisé suivant son méridien vertical et transverse, n'offre aucune altération de ses milieux. La choroïde a perdu un peu de son pigment autour du pôle papillaire. La rétine ne paraît pas altérée.

Foie gras, de coloration jaune par place sur un fond rouge brunâtre; augmenté de volume. Dimensions : diamètre transverse

20 centimètres, diamètre antéro-postérieur 12 centim., 8 centim. au niveau du sillon transverse.

Rate normale.

Les *capsules surrénales* présentent une altération particulière, à laquelle ne semblait correspondre aucun des symptômes accusés pendant la vie. Elle consiste en une transformation pseudo-kystique de leur parenchyme sans liquide dans leur intérieur. On ne trouve plus qu'une poche sans contenu, dont la paroi interne ressemble à s'y méprendre à celle d'une caverne tuberculeuse vide.

Les *reins* sont manifestement altérés. A leur surface, après l'énucléation faite de la capsule apparaît une série d'arborisations vasculaires. A la coupe, la substance corticale est jaunâtre et augmentée de volume, la substance médullaire de coloration rosée ; la première envoie des prolongements volumineux entre les pyramides, qui se trouvent ainsi considérablement réduites de volume et comme étouffées.

Le réactif iodo-sulfurique ne décèle pas la moindre trace de dégénérescence amyloïde.

Les *urines* rétirées de la vessie sont très-fortement albumineuses.

La surface diphthéritique de la plaie du vésicatoire est sèche et ressemble à de la couenne de lard vieillie. A son centre apparaissent quelques îlots cutanés. En pratiquant une coupe verticale, on aperçoit dans sa profondeur une induration et un épaississement notable du tissu cellulaire sous-cutané, qui apparaît comme lardacé. Les vaisseaux des parties sous-jacentes ne présentent ni thrombose, ni coagulation.

En résumé, et après examen microscopique des pièces conservées dans le liquide de Müller, les lésions anatomiques sont les suivantes :

Dégénérescence granuleuse du cœur (myocardite parenchymateuse?);

Endocardite mitrale et tricuspide ;

Néphrite parenchymateuse avec tuméfaction, trouble des glomérules.

OBSERVATION XI.

Croup d'emblée. — Trachéotomie faite à la deuxième période. — Thrombose cardiaque. — Mort subite au onzième jour, onze heures après l'opération.

Anna Amettes, âgée de 3 ans, entrée le 10 mai 1872, à l'hôpital des Enfants-Malades, salle Sainte-Catherine, n° 2.

Enfant pâle et blonde, à chairs molles et flasques, présentant tous les attributs du tempérament strumeux. Sa mère nous dit cependant qu'elle a toujours été bien portante; sa sœur est morte pendant le siége de Paris et elle-même a été très-éprouvée par les privations nombreuses qu'elle a eu à subir. Pendant l'insurrection parisienne, elle a eu une adénite cervicale suppurée dont elle porte encore les traces. La maladie dont elle est atteinte a débuté il y a huit jours, par une toux légère et une altération notable du timbre de la voix, qui s'est peu à peu éteinte en même temps que la toux devenait de plus en plus rauque. Les parents ont d'abord ajouté peu d'importance à ces premiers phénomènes et n'ont pas même consulté de médecin. Hier, la mère voyant la respiration de l'enfant embarrassée et difficile, lui a fait prendre deux cuillerées de sirop d'ipéca, qui sont restées sans effet. Ce matin, elle a eu un premier accès d'oppression. Sa respiration est devenue serratique et deux nouveaux accès d'asphyxie très-éphémères, ont éveillé l'attention de la mère en faisant naître des craintes sérieuses sur son état. Elle a aussitôt amené la petite malade à l'hôpital. L'enfant présentait les symptômes suivants : Toux croupale étouffée, voix éteinte, cyanose commençante — dilatation très-marquée des pupilles — absence de murmure vésiculaire, respiration serratique. Dépression épigastrique et sus-sternale très-considérable pendant l'inspiration. Sensibilité obtuse, mais pas encore complétement éteinte.

L'opération est pratiquée immédiatement et l'enfant expulse, au moment de l'introduction de la canule, une fausse membrane tubulée qui, plongée dans l'eau, représente exactement le moule du cylindre trachéal.

Après la trachéotomie, l'enfant est remise dans son lit. Sa respiration est plus facile, quoique encore haletante. Le murmure vésiculaire s'entend assez distinctement malgré le bruit de l'air traversant la canule. La cyanose a disparu, mais est remplacée par une teinte pâle et livide de la face, accompagnée de refroidissement notable des extrémités.

Le pouls est petit, irrégulier, à peine perceptible et l'enfant paraît affaissée, languissante.

En face de ces symptômes et craignant une syncope, nous lui faisons aussitôt une aspersion brusque d'eau froide à la face et des flagellations légères sur le thorax avec un linge mouillé, suivies de frictions énergiques avec une flanelle chaude et d'un enveloppement dans une couverture de laine.

La tendance à la lipothymie disparaît, le teint se colore et nous confions l'enfant aux soins dévoués et intelligents de la sœur du service qui se charge de lui administrer toutes les deux heures, suivant nos conseils, une cuillerée de la potion suivante :

Sirop de quinquina 30 grammes; julep gommeux 100 grammes; rhum vieux 10 grammes; teinte de cannelle 4 grammes.

Le lendemain, à la visite du matin, nous trouvons le lit vide : l'enfant avait succombé dans la nuit vers trois heures. L'infirmière de veille, interrogée sur cet accident, nous dit que l'enfant, d'abord assoupie et somnolente, a été prise vers minuit d'une anxiété et d'une agitation extrêmes. Elle voulait quitter son lit, ne pouvait rester couchée et est morte subitement au moment où la sœur de garde s'apprêtait à nettoyer la canule interne.

Autopsie le 12 mai à dix heures du matin. Trente et une heure après la mort. Le cadavre est pâle, décoloré et ne présente que quelques rares sugillations dans les parties déclives.

Des fausses membranes, en partie diffluentes, en partie solides, tapissent le *larynx* et la moitié supérieure de la trachée, mais ne s'étendent pas aux bronches. On ne trouve dans ces conduits que des mucosités purulentes.

Congestion partielle et emphysème marginal des deux *poumons* qui, plongés dans l'eau, surnagent aisément. A la coupe, on ne trouve pas la moindre trace d'infarctus ni de pneumonie lobulaire. Les ganglions bronchiques et trachéaux sont peu développés.

Le *thymus* est très-développé et s'étend dans toute la région supérieure du médiastin antérieur. Un ganglion situé au voisinage de la bronche droite, du volume d'une noisette, est rempli de matière caséeuse, épaisse et blanchâtre, analogue à du mastic de vitrier.

Le *cœur* paraît normal comme volume et comme consistance. Léger épanchement de sérosité claire dans le péricarde.

Caillots cruoriques dans les oreillettes. Ventricule gauche vide et contracté. Caillots fibrineux, résistant, jaunâtre, dans le ventricule droit, dans les mailles des colonnes charnues de 2e et 3e ordre. Coagulation sanguine moitié fibrineuse, moitié noirâtre et cruorique se prolongeant dans l'artère pulmonaire et dans ses deux principales branches.

Après avoir détaché les caillots que remplissent les cavités droites, nous trouvons sur la paroi de l'oreillette l'endocarde épaissi, d'un rouge sombre, surtout au niveau de l'orifice de l'auricule. La valvule tricuspide est légèrement boursoufflée, mais sans granulations.

Foie volumineux, congestionné. Le sang de la veine porte est diffluent, violâtre.

La *rate* offre une consistance et des dimensions normales.

Les *reins* sont peu volumineux. Leur capsule se détache facilement, mais à la coupe la délimitation des deux substances est mal accusée. La consistance est un peu moins amoindrie. A l'épreuve du réactif iodo-sulfurique, on ne trouve pas traces de dégénérescence amyloïde.

La cavité abdominale paraît exsangue. Les intestins sont pâles, décolorés et comme aplatis.

A l'ouverture du *crâne*, le sinus longitudinal est rempli de coagulations noirâtres, non adhérentes. La surface de l'encéphale est sillonnée de veines gorgées de sang noirâtre, mais liquide.

Les hémisphères cérébraux offrent une teinte lie de vin.

Les artères de la base sont également remplies de sang noirâtre, en partie coagulé. La pie-mère se détache aisément de la surface du *cerveau*. A la coupe, cet organe présente un piqueté sanguin très-abondant.

Il n'y a pas d'épanchement de liquide dans les ventricules cérébraux. Les plexus choroïdes intra-ventriculaires offrent la même coloration rougeâtre violacée que nous avons constatée à la surface des hémisphères. La protubérance et le bulbe ont une consistance ferme qui permet de pratiquer sur ces organes une série de coupes verticales qui ne révèlent aucune lésion appréciable à l'œil nu.

Réflexions. Nous reproduisons ici textuellement les réflexions dont nous faisions suivre la note nécroscopique de cette observation.

La cause de la mort dans ce cas reste encore pour nous indécise. Le cerveau n'y a évidemment pas pris part. Seraient-ce les poumons? Ceux-ci n'étaient que simplement congestionnés; le champ de l'hématose n'était donc pas restreint en lui-même; la quantité d'air inspiré seule était rendue insuffisante par la présence des fausses membranes trachéales siégeant au-dessus de l'incision.

Est-ce enfin l'intoxication diphthéritique qui doit être mise en cause? Nous ne le pensons pas, car le sang quoique présentant en certains points une teinte lie de vin assez marquée, n'offrait pas la coloration sépia indiquée en pareils cas par M. le Dr Millard. De plus, les organes hématopoiétiques ne paraissent pas avoir été directement atteints. La persistance du thymus et son volume considérable auraient-ils exercé quelque influence sur cette terminaison prématurée? Nous n'osons pas le supposer, puisque cette hypertrophie paraît être de date ancienne et ne peut par conséquent pas avoir pris part à ce brusque et récent accident. Il ne nous reste plus à invoquer que la *thrombose cardiaque* du ventricule droit. Elle seule en effet peut nous donner la raison de cette mort subite et nos observations antérieures viennent puissamment confirmer cette dernière hypothèse.

OBSERVATION XII.

Croup d'emblée. — Trachéotomie. — Bronchite pseudo-membraneuse. — Pneumonie lobulaire du poumon droit. — Endocardite subaiguë très-légère. — Thrombose cardiaque. — Mort au sixième jour.

Charbault (Louise) âgée de 27 mois; entrée le 3 avril. à l'hôpital des Enfants-Malades, salle Sainte-Catherine, n° 26.

Malade depuis vendredi soir (4 jours) elle a été prise de fièvre dans la nuit. Sa respiration est devenue bruyante, difficile, entrecoupée. Elle a pris un vomitif (ipéca), qui a produit un abondant effet.

Les jours suivants, son état semblait s'être amélioré, la respiration était plus facile, mais la toux et la voix étaient rauques, la respiration a pris le caractère serratique, on lui a vainement administré plusieurs vomitifs ; le lendemain, elle a eu un violent accès de suffocation et ce matin sa voix s'est éteinte. Au moment de son entrée, le tirage est extrême, la dépression susternale marquée, l'anxiété considérable, les lèvres et les pommettes cyanosées, la toux étouffée, le murmure vésiculaire presque nul et en majeure partie voilé par le bruit laryngo-trachéal, l'anesthésie presque complète.

La trachéotomie est aussitôt pratiquée à 11 heures du matin et permet d'enlever un cylindre membraneux représentant le moule de la moitié du tube trachéal. L'opération diminue l'angoisse respiratoire sans rendre toutefois à l'enfant le calme qu'il est si habituel d'observer en pareil cas.

3 avril, soir. L'enfant est agitée, inquiète, ses pommettes sont colorées, la figure anxieuse, la sensibilité est encore émoussée. La respiration fréquente, entrecoupée (60), le pouls petit, irrégulier, inégal (140), avec quelques intermittences éloignées. Les bruits du cœur faibles, et sourds, la peau brûlante. T. 39°6. Aucune fausse membrane n'a eté expulsée. L'agitation a été sans cesse en croissant dans la nuit et l'enfant a succombé ce matin à 5 heures.

Autopsie faite le 5 avril à dix heures du matin, vingt-neuf heures après la mort.

Nous résumerons ici seulement les traits principaux des lésions cadavériques :

Larynx tapissé de fausses membranes adhérentes. *Poumons* emphysémateux à leur surface. Hépatisation rouge, induration et imperméabilité du poumon droit.

Poumon gauche perméable et sans traces de pneumonie. La muqueuse de la trachée et de la bronche droite est complètement recouverte d'une couche uniforme de fausses membranes épaisses et adhérentes. Çà et là, sur la bronche gauche, on aperçoit quelques plaques diphthériques en partie solides, en partie ramollies et diffluentes.

On peut suivre les fausses membranes, à droite jusqu'à la 3e bifurcation bronchique ; à partir de ce point, elles se ramollissent et les rameaux aériens ne renferment plus qu'un mucus épais tenant en suspension des détritus pseudo-membraneux.

Le *cœur* est rempli de caillots cruoriques noirâtres et friables dans le ventricule gauche, fibrineux, décolorés et résistants dans les cavités droites. Le coagulum qui remplit le cœur droit présente un rétrécissement marqué, correspondant à l'orifice auriculo-ventriculaire et un prolongement étendu et ramifié dans l'artère pulmonaire et ses branches. Les valvules mitrale et tricuspide sont rouges sur leur face interne et très-légèrement tuméfiées, mais on ne distingue pas de végétations appréciables près de leur bord libre.

Résumé. Croup.

Trachéo-bronchite pseudo-membraneuse.

Pneumonie lobulaire de la base du poumon droit.

Mort par asphyxie, ou par thrombose cardiaque au 7e jour.

OBSERVATION XIII.

Croup. — Angine couenneuse. — Trachéotomie. — Pneumonie lobulaire. —Thrombose cardiaque. — Thrombose des veines pulmonaires. — Albuminurie. — Mort au sixième jour.

Alphonsine Chardon, âgée de 7 ans, entrée le 3 avril 1872, salle Sainte-Catherine no 25, hôpital des Enfants Malades.

Cette enfant est malade depuis trois jours, elle a été prise de fièvre, de céphalalgie, d'angine. Le lendemain sa voix s'est éteinte, le surlendemain, mardi, on lui a administré un vomitif (ipéca) qui a produit d'abondants effets suivis de deux selles copieuses.

Elle n'a pas eu d'accès de suffocation chez ses parents ; le premier a eu lieu au moment de son entrée; il a été si violent que la trachéotomie a dû être pratiquée sur le champ. Pendant l'opération qui a été faite rapidement, l'enfant a expulsé une fausse membrane tubulée.

Le 4 avril. Matité à la base du poumon gauche, respiration plus rude de ce côté. Pommettes colorées. Coryza avec écoulement séreux.

Peau très-chaude 39°, pouls fréquent, 140, urines très-fortement albumineuses.

Soir. Face cyanosée. Anesthésie complète, la respiration s'entend à peine. A gauche et en arrière on devine plus que l'on ne perçoit des râles sous-crépitants à très-petites bulles. Ces bruits presque voilés ne s'entendent pas du côté droit. Les extrémités sont froides, livides et bleuâtres. L'air qui sort par la canule est presque glacé. L'enfant ne tousse pas et se trouve pour ainsi dire submergée par les mucosités bronchiques. La canule est retirée ce soir, mais elle n'est pas encore noircie; la plaie a assez bon aspect. T. 38° 4. Pouls 144. L'enfant succombe à huit heures du soir.

Autopsie. Le pharynx, le larynx et la trachée sont remplis de fausses membranes épaisses qui paraissent s'arrêter au niveau de la bifurcation des conduits aériens.

Les *poumons* sont fortement emphysémateux à la coupe, on trouve à la partie inférieure du lobe supérieur du poumon gauche, des noyaux de pneumonie lobulaire disséminés. Le poumon droit ne présente que de l'emphysème et de la congestion hypostatique à sa base.

Les rameaux de l'artère pulmonaire sectionnés présentent dans leur intérieur des coagulations sanguines noirâtres que l'on peut suivre jusque dans leurs ramifications les plus ténues d'une part et d'autre part jusqu'à l'origine du vaisseau dans le ventricule droit. Le parenchyme pulmonaire crépite bien dans toutes ses parties et surnage facilement dans l'eau.

Le *cœur* est sain en apparence. Ses cavités sont cependant distendues par des caillots cruoriques qui remplissent les deux oreillettes.

On trouve dans le ventricule droit des caillots fibrineux très-adhérents aux piliers charnus avec lesquels ils semblent faire corps. Ces caillots sont surmontés d'abondantes coagulations noirâtres qui se prolongent dans l'infundibulum et dans l'artère pulmonaire

Le prolongement présente deux petites nodosités au niveau des valvules sygmoïdes.

Les *oreillettes* renferment des caillots moitié fibrineux, moitié cruoriques, mais ces derniers paraissent d'origine récente, car ils sont encore malléables et faciles à déchirer et n'adhèrent pas aux parois cardiaques.

Les valvules ne présentent d'autre altération appréciable qu'une très-faible rougeur. Les autres organes nous ont paru sains. Les reins seuls étaient fortement congestionnés.

En résumé : pharyngite et laryngo-trachéite pseudo-membraneuse.

Pneumonie lobulaire gauche.

Thrombose cardiaque. Thrombose des artères pulmonaires.

Congestion et stase sanguine rénale.

OBSERVATION XIV.

Angine couenneuse. — Croup. — Trachéotomie. — Mort. — Endocardite valvulaire aiguë mitrale. — Endocardite pariétale auriculaire.

Victorine Laigle, âgée de 22 mois est apportée le 8 août 1872, à l'hôpital des Enfants Malades, salle Sainte-Catherine, n° 1.

Enfant chétive, née pendant le siége de Paris. Cheveux blonds et rares. Constitution délicate. Tempérament lymphatique. Plaque d'herpès tonsurant sur le cuir chevelu.

Début par une angine couenneuse dont elle porte encore les traces sur la face postérieure du voile du palais. Amygdales rouges exulcérées. Pas d'engorgement des ganglions sous-maxillaires. Elle a pris un vomitif ce matin ; il a produit de nombreux vomissements sans expulsion de fausses membranes. Depuis deux jours la voix était couverte, elle s'est éteinte aujourd'hui. Pas d'accès d'asphyxie.

Au moment de son entrée (cinq heures) respiration serratique, tirage, toux presque éteinte. Sensibilité encore conservée. Le murmure vésiculaire ne s'entend plus ; on perçoit au côté droit comme un bruit de drapeau. La percussion ne dénote aucune différence des deux côtés de la poitrine. A la percussion, le cœur ne paraît pas augmenté de volume. Sa pointe bat cependant un peu bas à 2 cent. et demi au-dessous du mamelon. Les bruits sont précipités, couverts par le bruit laryngo-trachéal, mais il est impossible de trouver trace de souffle.

Le pouls est fréquent, irrégulier, médiocrement developpé (138). Peau modérément chaude (38° 4).

La face n'est pas vultueuse ; les pupilles sont moyennement dilatées, encore contractiles. Coryza muco-purulent sans traces de fausses membranes.

Opération faite sans difficulté ni accidents (petite veine jugulaire au-devant de la trachée). Après l'opération, la respiration s'entend très-bien des deux côtés. Pas de bruits anormaux (Potion cordiale).

9 août. Nuit très-agitée. Râles muqueux dans les deux côtés de la poitrine. Pouls 140. Temp. 39°.

Ce soir, éruption scarlatiniforme généralisée, diffuse, sans pointillé. Le doigt laisse sur la peau une empreinte blanche très-prompte à apparaître, très-lente à se dissiper.

Pouls petit, presque incomptable, 168.

Râles muqueux dans le côté gauche, à droite et à la base râles crépitants fins dans l'inspiration. Pas d'expulsion de fausses membranes ni de mucosités. L'enfant est affaissée, anhélante et couchée sur le côté gauche. Les sensibilités tactile et douloureuse ont reparu.

Morte à dix heures du soir.

Autopsie faite à huit heures du matin, le 11 août, 34 heures après la mort.

Pas de rigidité cadavérique. Nombreuses sugillations violâtres sur les parties déclives. Coloration verdâtre de la paroi antérieure de l'abdomen.

La plaie cervicale est sèche et sans fausses membranes. A l'ouverture du thorax, il n'y a pas d'adhérences pleurales, ni d'épanchement de sérosité dans les plèvres. Les poumons présentent sur leur bord antérieur un peu d'emphysème. Leur lobe inférieur offre une coloration rouge noirâtre très-foncée, surtout marquée dans le poumon droit. Les vaisseaux situés sous la plèvre viscérale sont distendus et gorgés de sang noirâtre liquide.

Pas d'ecchymoses sous-pleurales, ni d'infarctus pulmonaires à la surface.

Les parties supérieures du poumon sont légèrement congestionnées, mais crépitent sous le doigt et sont insufflables en tous leurs points.

En insufflant le lobe inférieur du poumon gauche, l'air pénètre dans les vésicules pulmonaires affaissées, les dilate, et la surface du poumon reprend bientôt sa coloration rosée; cependant on peut distinguer à la base de chaque lobule pulmonaire le réseau sanguin qui les circonscrit. L'organe, en ce point, ne présente donc que de l'atélectasie avec engouement. En pratiquant une coupe sur les parties qui n'ont pas été insufflées, le parenchyme est infiltré de sang noirâtre, mais n'est pas encore hépatisé, car il surnage lorsqu'on le plonge dans l'eau.

A la base du poumon droit, les lésions sont plus avancées, le tissu n'est perméable à l'insufflation qu'en certains points, les autres restent noirâtres et fermes. Les fragments pris à ce niveau et plongés dans l'eau tombent au fond du vase. A la coupe ce tissu est relativement friable et présente l'aspect et la consistance du parenchyme splénique (collapsus pulmonaire, splénisation, engouement, hépatisation rouge pulmonaire commençante, en un mot pneumonie pseudo-lobaire).

Les *ganglions bronchiques* sont rouges, injectés, peu volumineux. Les *amygdales* présentent à leur partie postérieure, ainsi que les piliers du voile du palais et la luette quelques débris pseudo-membraneux; en arrière à la base de la langue, autour des replis aryténo-épiglottiques, sur la muqueuse et dans les ventricules du larynx, la trachée et les bronches sont tapissées de mucus épais, grisâtre, sans traces de fausses membranes. La muqueuse de l'arbre respiratoire est parsemée d'arborisations vasculaires.

Cœur. Léger épanchement de sérosité dans le péricarde (15 gr.) Volume normal. Coloration pâle à la surface extérieure, mais la fibre du cœur est rouge vif, d'une consistance ferme, ce qui témoigne de la parfaite intégrité du muscle cardiaque.

Les oreillettes sont ouvertes par une incision réunissant entre elles les embouchures veineuses. L'oreillette droite renferme un petit caillot cruorique et noirâtre, ne remplissant qu'une partie de sa cavité et envoyant un prolongement dans l'auricule.

L'endocarde qui la tapisse est rouge, violacée en certains points; mais cette coloration est problablement due à l'imbibition cadavérique, car la séreuse conserve son aspect poli, et sa coloration disparaît sous un filet d'eau.

L'oreillette gauche contient dans sa cavité un caillot fibrineux blanc jaunâtre qui la remplit presque entièrement sans la distendre. Le caillot porte à sa surface l'empreinte des anfractuosités de la paroi auriculaire, mais il est homogène à la coupe, et l'on ne peut y découvrir la moindre trace de stratification. L'endocarde qui tapisse l'oreillette gauche présente, sur la face postérieure de la cavité auriculaire, un aspect dépoli et chagriné entouré d'une zone diffuse et rougeâtre qui ne disparaît pas dans un filet d'eau et nous autorise à admettre l'existence d'une endocardite pariétale auriculaire.

Les ventricules sont presque vides; c'est à peine si dans le ventricule droit on trouve quelques rares caillots cruoriques et dans la cavité gauche quelques caillots fibrineux lamelliformes enchevêtrés dans les mailles des colonnes charnues et des cordages tendineux.

La valvule mitrale est épaissie; son bord libre est entouré d'une zone linéaire d'un rouge vif. Examinée par sa face supérieure, chacune des valves présente une série de petites éminences miliaires rosées à leur base, blanchâtres à leur sommet et l'on peut aisément à l'aide de petites pinces fines détacher les tractus fibrineux qui les recouvrent ou qui y sont appendus (endocardite mitrale aiguë).

Ces voiles membraneux ont perdu leur transparence dans toute la partie qui environne leur bord libre.

La valvule tricuspide est rosée et légèrement chagrinée à sa surface supérieure, mais les lésions inflammatoires sont ici bien moins étendues et paraissent être à leur début.

Les valvules sigmoïdes de l'artère pulmonaire sont saines et conservent leur finesse et leur transparence.

Les valvules aortiques sont uniformément rosées et légèrement épaissies. Les parois vasculaires sont saines.

Nous ne trouvons rien d'important à noter dans les autres organes.

OBSERVATION XV.

Croup. — Angine pseudo-membraneuse. — Trachéotomie pratiquée à la période asphyxique. — Albuminurie. — Bronchite pseudo-membraneuse. — Endocardite aiguë légère des valvules mitrale et tricuspide. — Mort au septième jour de la maladie (Tracé thermique).

Joséphine Gombaux, âgée de 3 ans et demi, entrée à l'hôpital des Enfants-Malades, le 26 avril 1872, est couchée au n° 3 de la salle Sainte-Catherine.

Enfant blonde; constitution faible; tempérament lymphatique. Quoique chétive, elle n'a fait jusqu'ici aucune maladie et n'a pas eu de fièvre éruptive.

Sa mère nous assure qu'elle n'est malade que depuis trois jours; l'enfant s'est d'abord plaint d'un peu de gène en avalant et d'une légère douleur dans la région sous-maxillaire où elle portait sans cesse la main.

Le lendemain, elle a commencé à tousser; sa voix était rauque, puis bientôt éteinte. La veille de son entrée, un médecin appelé auprès d'elle lui administra un vomitif qui resta sans effet. Le soir une seconde dose d'ipéca produisit un abondant vomissement de matières muco-glaireuses, mais sans lambeaux membraneux.

Au moment de son entrée, l'enfant nous présente les phénomènes suivants : le faciès est normal et n'offre aucune apparence de cyanose. Peau modérément chaude. Température relativement peu élevée (38°8). Pouls vif, irrégulier et d'une fréquence qui ne nous semble pas en accord avec le degré thermique que nous venons de constater (136 pulsations).

La toux est croupale et un peu grasse ; le tirage modéré. Il n'y a pas d'engorgement des ganglions sous-maxillaires. Pas de de coryza membraneux. La sensibilité cutanée est absolument intacte et la plus légère piqûre faite à la peau avec la pointe d'une épingle provoque à l'instant des mouvements et des plaintes qui témoignent assez de l'intégrité des fonctions tactiles.

A l'inspection de l'arrière-gorge, nous constatons sur la luette et sur les deux amygdales la présence d'une épaisse couche de fausses membranes jaunâtres, adhérentes, qui donnent à l'haleine une odeur toute spéciale.

La percussion du thorax ne révèle aucune différence des deux côtés de la poitrine.

Au niveau de la région précordiale, ce n'est qu'à la percussion profonde que l'on arrive à délimiter la matité cardiaque qui, du reste, ne paraît pas sensiblement accrue. A la palpation cependant, les battements du cœur sont très-nets, un peu tumultueux. A l'auscultation, les bruits cardiaques sont précipités, un peu confus et semblent couverts par un bruit anormal que nous sommes tentés d'imputer tout d'abord au murmure fébrile. C'est à la pointe du cœur ou mieux entre le mamelon et l'appendice xiphoïde que ce pseudo-souffle est le plus nettement perçu. Mais il nous est impossible de pouvoir préciser exactement à quel temps de la révolution cardiaque il correspond, car l'auscultation de l'organe central circulatoire est rendue très-difficile par le sifflement laryngo-trachéal qui couvre et obscurcit les bruits.

A la partie postérieure de la poitrine, le murmure vésiculaire s'entend assez bien ; en avant et à la partie moyenne et supérieure du sternum, au niveau de la bifurcation de la trachée, on peut distinctement percevoir un bruit de voile probablement produit par la présence d'une fausse membrane dans le tube aérien.

27 avril. L'enfant a pris hier 0,05 centig. de tartre stibié dans 60 gr. de véhicule en trois fois à un quart d'heure d'intervalle et n'a pas vomi. Le tartre stibié est renouvelé ce matin, mais administré cette fois à dose rasorienne (une cuillerée toutes les heures).

Soir. Pas de vomissements. Une selle liquide. Le pouls est un peu moins fréquent (128). La température générale s'est abaissée légèrement (38°3), sans doute sous l'influence de l'émétique, mais l'état local ne paraît pas s'être notablement amendé.

Le 28. La toux est toujours rauque, croupale et la voix éteinte.

La résonnance de la poitrine bonne; le murmure vésiculaire s'entend bien à gauche, mais en bas et à droite de la poitrine, l'air ne pénètre pas.

Traitement. Tartre stibié 0,05; julep gommeux 120 gr., par cuillerées toutes les heures.

Le soir, l'enfant est agitée, inquiète, se remue dans son lit, change incessamment de position. Tantôt assise, tantôt couchée sur le côté, elle paraît en proie à la plus vive anxiété et porte sans cesse la main à son cou comme pour arracher un lien qui l'étouffe.

Sa face est vultueuse, ses narines largement dilatées; ses yeux hagards et brillants, ses lèvres violacées, les extrémités cyanosées. La dyspnée est intense, le tirage extrême, l'oppression incessante, mais il n'y a pas eu à proprement parler d'accès de suffocation et la sensibilité reste encore intacte.

La fièvre est très-vive; la température générale très-élevée (40°,2), la peau brûlante et sèche, le pouls toujours vif et fréquent (140).

Les urines que nous n'avons pu recueillir qu'à l'aide du cathétérisme sont fortement albumineuses. Leur coloration est jaune pâle (n° 2 de l'échelle de Vogel); il n'y a pas traces d'énéorème ni de sédiments.

Le 29. L'enfant a vomi une fois, mais n'a pas expulsé de fausses membranes. Une selle naturelle. La respiration est très-gênée; le murmure vésiculaire n'est plus perceptible en aucun point du thorax et le sifflement laryngo-trachéal est si violent qu'il rend impossible tout signe stéthoscopique d'origine cardiaque. La sensibilité est un peu émoussée, mais n'est pas éteinte. Immédiatement après la visite, ce matin à dix heures, l'asphyxie fait des progrès, la cyanose est complète, l'anesthésie absolue, la mort imminente. En face de ce cortége menaçant de symptômes, la trachéotomie est aussitôt pratiquée.

L'opération est faite sans difficulté et sans accident, quoique les veines du cou soient turgescentes et qu'à chaque effort d'expiration les jugulaires antérieures distendues outre mesure viennent pour ainsi dire cotoyer le bistouri de l'opérateur.

Aussitôt après l'incision de la trachée et l'introduction de la canule, l'enfant n'éprouve pas le bien-être qu'il est habituel de constater après l'opération. La respiration ne semble guère être plus facile; la cyanose est encore très-marquée.

Nous introduisons par la canule la pince à fausses membranes dans la trachée, espérant parvenir à enlever l'obstacle au passage de l'air; ces tentatives restent impuissantes. L'écouvillonnage du tube aérien, à l'aide d'une longue barbe de plume, réveille à peine la sensibilité de la muqueuse trachéale et provoque de très-faibles efforts de toux qui ne sont suivis d'aucune expulsion membraneuse. Il semble que le besoin de respirer se soit éteint, car la barbe de plume pénètre profondément dans le tube aérien et n'excite plus de mouvements réflexes des muscles respirateurs en titillant cette muqueuse inerte. L'introduction de quelques gouttes d'un liquide alcalin (solution de carbonate de soude) dans la trachée, n'amène pas de meilleurs résultats, et tout fait craindre une mort prochaine.

Deux heures après, l'enfant succombait aux progrès de l'asphyxie.

Autopsie faite le 1er mai, à sept heures du matin, quarante et une heures après la mort.

Pas de signes de décomposition cadavérique. Fausses membranes en partie solides et épaisses, en partie molles et diffluentes, tapissant l'isthme du gosier, les amygdales, l'épiglotte, la muqueuse du larynx, dont la cavité en est littéralement encombrée.

L'incision de la *trachée* est bien sur la ligne médiane et comprend cinq anneaux cartilagineux. Au-dessous d'elle, et dans une étendue de 5 centimètres, le tube trachéal est libre et sans fausses membranes. Mais à partir de ce point tout l'arbre trachéo-bronchique jusqu'à ses derniers rameaux est tapissé d'un cylindre membraneux dont on peut détacher des lambeaux qui, plongés dans l'eau, représentent exactement le moule tubulé des fines divisions bronchiques. Les *poumons* sont emphysémateux sur leur bord antérieur, mais ne présentent pas de traces de pneumonie lobulaire.

Cœur de volume sensiblement normal, sauf cependant une dilatation relative des cavités droites, qui est bientôt expliquée par la présence de coagulations sanguines noirâtres, demi-molles, friables et non fibrineuses dont elles sont distendues. La fibre est ferme et de coloration rouge pâle. Les orifices sont normaux, mais les valvules mitrale et tricuspide offrent une coloration rougeâtre qui ne doit pas être attribuée à une simple imbibition, car à un examen attentif de ces voiles membraneux sous un filet d'eau, on observe un certain épaississement, surtout marqué à leur partie marginale. A ce niveau, en effet, et sur la face auriculo-ventriculaire, on observe une tuméfaction mamelonnée circonscrivant le bord libre de ces valvules et formée d'une double rangée linéaire de petites végétations rouges microscopiques (*endocardite aiguë valvulaire*).

Les valvules sigmoïdes conservent leur aspect normal, ainsi que leur finesse et leur transparence.

Congestion passive et stase veineuse du foie, de la rate et des reins.

Hyperémie très-marquée de la substance cérébrale.

Les veines méningées, les sinus de la dure-mère et les vaisseaux de la pie-mère sont gorgés de sang épais et noirâtre.

Résumé : Angine diphthérique ; croup ; trachéo-bronchite pseudo-membraneuse ; endocardite valvulaire mitrale et tricuspide.

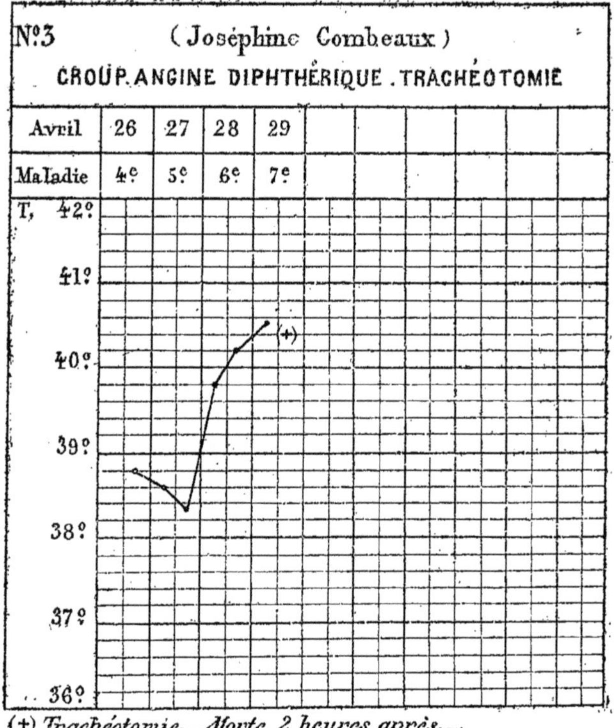

(+) *Trachéotomie. — Morte 2 heures après.* —

OBSERVATION XVI.

Croup d'emblée (non opéré). — Laryngite pseudo-membraneuse. — Endocardite subaiguë végétante des valvules mitrale et tricuspide. — Stéatose commençante du rein. — Mort probablement par thrombose cardiaque.

Marie Champagnet, âgée de 20 mois, entrée le 27 juillet à l'hôpital des Enfants-Malades, salle Sainte-Catherine, n° 8.

Cette enfant est malade depuis trois jours, elle a été prise de vomissements qui se sont répétés plusieurs fois dans les quarante-huit premières heures. Sa santé était auparavant excellente, elle n'avait jamais fait de maladie. Nourrie par sa mère, sevrée à 15 mois, elle avait toujours été très-bien portante jusqu'à ces derniers jours.

Depuis hier sa voix s'est éteinte, elle ne tousse pas, n'a pas de diarrhée, n'a pas eu d'épistaxis. Les ganglions sous-maxillaires ne sont pas engorgés et l'inspection de l'arrière-gorge, rendue très-difficile par le jeune âge de l'enfant, ne fait constater la présence d'aucune trace d'inflammation, ni de fausses membranes.

La face est pâle et légèrement bouffie, la respiration très-légèrement sifflante et serratique, il n'y a pas beaucoup de tirage. Pas de coryza pseudo-membraneux. Anesthésie cutanée très-légère.

On entend encore le murmure vésiculaire, mais il est très-affaibli, surtout à gauche. Pas de modification appréciable à la percussion.

Le pouls est faible, presque insensible quoique assez fréquent, 124. Température relativement peu élevée, 38°.

Dès son entrée, on administre à l'enfant 0,025 milligrammes de tartre stibié.

27 juillet soir. — L'émétique a produit d'abondantes évacuations alvines et de fréquents vomissements, mais sans expulsion de lambeaux membraneux.

Nous trouvons la petite malade très-pâle, abattue, déprimée et dans le décubitus latéral. Elle semble même plongée dans un état de torpeur et de demi-somnolence. La respiration est cependant peu embarrassée et il n'y a pas eu d'accès de suffocation.

Température axillaire 38°,5. Pouls dépressible 132.

Les extrémités sont très-froides et l'absence de phénomènes dyspnéiques nous porte à imputer ces accidents au collapsus antimonial. Le tartre stibié est donc remplacé par une potion gommeuse alcoolisée (10 gr. de rhum pour 80 gr. de véhicule).

Morte le 28 juillet à 7 h. du matin.

Autopsie pratiquée le 29 juillet, à 9 h. (36 heures après la mort); température extérieure 37°.

Pas de décomposition ni de sugillations cadavériques. Amygdales un peu volumineuses mais sans fausses membranes.

Replis aryténo-épiglottiques rouges. Muqueuse laryngée exulcérée et recouverte de débris et de détritus pseudo-membraneux en voie de ramollissement.

On ne trouve pas de fausses membranes dans la *trachée*, elles reparaissent dans les premières divisions bronchiques et dans les bronchioles où elles sont ramollies, diffluentes, noirâtres.

En pratiquant une incision sur le *poumon*, on peut les faire sourdre par les petits tuyaux bronchiques dont elles remplissent complètement la cavité.

Le poumon gauche est atélectasié, noirâtre, mais encore perméable à l'air. Avant l'insufflation le parenchyme surnage encore. Il n'y a pas d'infarctus, ni de thromboses à sa surface, ni dans son épaisseur. Pas d'ecchymoses pleurales.

Les sommets des deux poumons sont encore perméables, aérés et de coloration rosée. Le poumon droit présente également des points d'atélectasie dans son lobe inférieur, mais ils sont moins marqués et moins étendus que dans le poumon gauche.

Thymus assez développé, du volume d'une noix.

Ganglions bronchiques peu engorgés et rouges violacés à la coupe.

Cœur. Volume normal. Fibre charnue rouge et ferme. Caillots fibrino-cruoriques dans les cavités droites.

Valvules mitrale et tricuspide : endocardite subaiguë végétante sur le bord de leur face supérieure. Simple imbibition cadavérique de la tunique interne de l'aorte et des valvules sigmoïdes.

Le *péricarde* ne renferme que quelques poumons à peine d'une sérosité claire et citrine.

Foie. Gras et volumineux. Pas de thromboses ni de caillots dans la veine-porte ni dans les veines sus-hépatiques.

Rate normale.

Reins mous, jaune-rougeâtres, en partie stéatosés.

Sur la jambe droite, au niveau de la tubérosité interne du tibia, l'on aperçoit un petit point rouge.

Cette extravasation sanguine ponctuée siége dans le tissu cellulaire sous-cutané, mais l'examen le plus minutieux ne permet pas de constater la moindre oblitération vasculaire.

Cerveau notablement ramolli probablement par suite de l'imbibition cadavérique. Pas de caillots dans les veines méningées ni dans les tissus de la dure-mère.

Vascularisation peu marquée de la pie-mère. Pointillé fin de la pulpe cérébrale à la coupe.

Résumé : Croup, laringo-bronchite pseudo-membraneuse; mort probablement par thrombose cardiaque, endocardite mitrale et tricuspide végétante. Stéatose du rein.

OBSERVATION XVII.

Angine couenneuse. — Croup. — Bronchite pseudo-membraneuse. — Pneumonie lobulaire droite. — Ecchymoses pleurales. — Endocardite mitrale végétante. — Néphrite parenchymateuse au début. — Infarctus de la rate. — Leucocytose légère. — Albuminurie. — Mort dans un accès de suffocation.

François (Eugénie), 2 ans et demi, entrée le 24 juin 1872 à l'hôpital des Enfants-Malades, salle Sainte-Catherine n° 1.

Cette enfant était un peu souffrante depuis quelques jours, elle était pâle et son appétit avait notablement diminué. Depuis trois jours, elle avait un peu de fièvre le soir, mais ne souffrait pas et ne se plaignait que d'une légère difficulté dans la déglutition. Elle ne présente rien à noter dans ses antécédents héréditaires et pathologiques.

Depuis sa naissance, elle paraît avoir été toujours bien portante. Sevrée à treize mois, sa première dentition s'est faite sans accidents.

Sa mère nous raconte que, dans la nuit d'hier, elle a été prise d'un léger accès d'oppression et a commencé à tousser. Ce matin, après avoir déjeûné comme de coutume, elle s'est plainte de mal de gorge, et mettait sans cesse sa main au-devant de son cou, comme si elle eût senti un corps étranger qui l'empêchait de respirer.

A midi, la toux est devenue croupale et la voie rauque.

A cinq heures du soir, nous notons du tirage du sifflement laryngo-trachéal et une dyspnée croissante. La voix est éteinte, la toux manifestement croupale. Elle n'a pas eu cependant d'accès de suffocation dans la journée. Sa peau est sèche et brûlante. Température très-élevée (40°,3). Le pouls est relativement d'une certaine fréquence (124). La sensibilité cutanée est émoussée, mais cependant pas encore éteinte. L'anesthésie est plus marquée que l'analgésie.

A l'auscultation, il est impossible d'entendre le murmure vésiculaire ; à la percussion , on note une certaine diminution de résonnance à la base droite, mais il n'y a pas de véritable matité.

A l'inspection de l'arrière-gorge, on aperçoit sur l'amygdale gauche une plaque pseudo-membraneuse épaisse, jaunâtre, très-fortement adhérente. L'amygdale droite est notablement tuméfiée, la luette est d'un rouge vif, ainsi que les piliers du voile du palais.

Dès son entrée, l'enfant a pris 0,05 cent. de tartre stibié en une seule fois comme vomitif. La dose était probablement trop forte, car elle n'a produit que des effets purgatifs (5 selles liquides jaunâtres). Urines albumineuses.

Leucocytose légère (38 leucocytes dans la préparation avec l'oculaire 2 et l'objectif 3).

Ce soir à 3 heures et demie, l'enfant a été prise d'un accès de suffocation assez violent, mais passager. L'interne de garde est arrivé à la fin de la crise et n'a pas jugé l'opération absolument urgente. Dans la nuit, un second accès a enlevé la malade avant qu'on ait eu le temps de lui porter secours.

Autopsie, faite le 25 juin à neuf heures, trente heures après la mort.

Le cadavre présente des sugillations dans les parties déclives.

A l'ouverture du thorax, on ne trouve pas d'épanchement pleural.

Les *poumons* offrent à leur face postérieure une coloration noirâtre plus marquée sur le poumon droit.

A la partie inférieure du lobe supérieur du poumon droit, il est aisé de constater la présence d'un noyau dur et noir violâtre du volume d'une grosse noix, qui à la coupe retrace tous les caractères de l'hépatisation rouge. Sa forme est assez régulièrement arrondie, et pour ce motif fait écarter l'hypothèse d'un volumineux infarctus.

La surface pleurale est parsemée d'ecchymoses et de petits points noirâtres probablement dus à l'asphyxie. On trouve aussi dans la scissure interlobaire quelques veinules fortement dilatées et remplies de coagulations sanguines noirâtres.

Emphysème vicariant sur les bords et au sommet des poumons. Une coupe faite au niveau des points hépatisés montre, à la partie inférieure du lobe gauche, un noyau de pneumonie lobulaire au 2e degré, entouré d'une zône de splénisation pulmonaire. Au sommet du poumon, le parenchyme est ferme, dur, et comme carnifié, il n'est pas perméable à l'insufflation et ne surnage pas dans l'eau. Les petites bronches qui se rendent aux lobules hépatisés sont remplies de fausses membranes tubulées.

Le larynx, la trachée et les bronches, jusque dans leurs ramifications les plus ténues, sont tapissés d'épaisses couches pseudo-membraneuses,

Cœur. Volume normal. Léger épanchement de sérosité dans la cavité péricardiaque (38 gr. environ). — Fibre musculaire du cœur ferme, un peu pâle, mais saine. La valvule mitrale présente sur son bord libre et sur sa face auriculaire une série de petites végétations rouges, dont la coloration ne disparaît pas sous un filet d'eau et qui deviennent très-nettes quand on les examine sous ce liquide. Les plus volumineuses d'entre elles, qui siègent sur la valve interne, sont recouvertes en partie de petits flocons fibrineux. Les autre valvules sont saines ; elles ont conservé leur aspect nacré, leur forme et leur transparence.

Les cavités contiennent des caillots cruoriques qui remplissent toute l'oreillette et l'auricule et se prolongent également dans l'intérieur de l'artère pulmonaire.

Le *Foie*, conserve son volume normal. Sa surface est tachetée de traînées jaunâtres qui tranchent sur un fond rouge brun. Ces traînées que l'on pourrait à priori prendre pour des dépôts de leucocytes doivent être simplement attribuées, comme le microscope nous l'a fait constater, à un commencement d'infiltration graisseuse interlobulaire.

Reins : droit, poids 40 gr., gauche 44 gr. Volumineux, la capsule se détache aisément. Le rein gauche offre les lésions de la néphrite parenchymateuse à son début. Les deux substances sont presque confondues ; la substance corticale l'emporte de beaucoup sur la médullaire et envoie des prolongements entre les pyramides qui compriment et étouffent les tubuli.

Le rein droit est moins altéré et ne présente qu'une hyperhémie générale assez intense. Les étoiles veineuses de Verheyen se dessinent nettement à sa surface.

Rate de dimension et de consistance normale, laisse voir sur ses bords de petits points noirâtres qui pourraient bien être produits par des infarctus capillaires.

Cerveau de consistance molle et presque diffluente : ce ramolissement est probablement dû à l'imbibition cadavérique.

Il n'y a pas de thrombose dans les sinus qui sont presque vides. Les sinus postérieurs sont seuls remplis de sang ; cette particularité tient sans doute à leur position déclive. Les veines méningées sont dilatées, turgescentes, remplies de sang noirâtre non coagulé.

En RÉSUMÉ :

1° Angine couenneuse.

2° Laryngo-trachéo-bronchite pseudo-membraneuse. Pneumonie lobulaire disséminée, surtout marquée dans le poumon droit.

3° Endocardite mitrale.

4° Néphrite parenchymateuse commençante.

5° Infarctus de la rate.

OBSERVATION XVIII.

Croup d'emblée. — Trachéotomie faite au sixième jour. — Eruption pseudo-rubéolique le dixième jour. — Albuminurie. — Leucocytose légère. — Endocardite pariétale et valvulaire mitrale. — Absence de lésions pulmonaires. (Tracé thermique). — Mort au quatorzième jour.

Grapelle (Victoire), 3 ans, entrée le 21 mai 1872, à l'hôpital des Enfants-Malades, salle Sainte-Catherine n° 1 (service de M. le Dr Bouchut).

Cette enfant d'une constitution délicate et d'un tempérament lymphatique, n'a jamais eu de maladies graves antérieurement.

Elle a commencé à tousser il y a huit jours à peine. La toux a persisté pendant trois ou quatre jours sans modifications notables; puis elle est devenue croupale et le lendemain la voix s'est éteinte. Elle n'a pas eu d'accès de suffocation avant son entrée, mais depuis son entrée, elle a eu 3 ou 4 crises d'étouffement avec cyanose. On administre à l'enfant 5 centigrammes de tartre stibié qui restent sans effet. Vers dix heures du soir, elle est prise d'un accès de dyspnée tellement intense que l'opération est jugée nécessaire et pratiquée sur le champ. La trachéotomie faite sans difficultés et sans accidents, produit un amendement immédiat. Aussitôt après, la résonnance de la poitrine est bonne, le murmure vésiculaire est aisément perçu des deux côtés de la poitrine, mais il est couvert çà et là de râles ronflants.

22 mai. L'enfant est calme et repose. Ses pommettes sont un peu colorées, mais sa peau est chaude, son pouls est vif et fréquent (124), T. A. 39°9.

Le 23. La canule est changée et n'est point noircie, la plaie a bon aspect. La fièvre persiste ainsi que la coloration de la face.

Le 24. Nous trouvons ce matin le corps de l'enfant couvert d'une éruption érythémateuse généralisée. Cette rougeur diffuse s'efface légèrement sous le doigt, mais n'est pas remplacée par la trace blanche caractéristique de l'éruption scarlatineuse. Aux jambes, sur le tronc, on aperçoit des plaques rouges qui semblent entourer les traces récentes de grosses vésicules qui pourraient bien être dues à une variole passée imprévue.

Le 25. L'éruption a pâli ce matin. La canule est un peu noircie et la plaie qui commence à suppurer se recouvre de bourgeons charnus grisâtres.

Le soir, le corps de l'enfant est couvert d'une éruption pointillé d'aspect rubéolique.

Le 26. La canule reste noire. La plaie extérieure se transforme en une ulcération sanieuse à bords taillés à pic; une exsudation grisâtre en recouvre la surface, et, dans le fond de la plaie, on aperçoit, sur la face postérieure de la trachée, des fausses membranes très-adhérentes qu'il est impossible de détacher avec les pinces. Les urines, qui n'ont pu être recueillies qu'aujourd'hui seulement, sont fortement albumineuses. L'examen microscopique du sang nous fait constater aujourd'hui une augmentation du nombre des leucocytes. (50 leucocytes sous le champ du microscope : oculaire 1, objectif 5.)

1er juin. Depuis quatre jours, l'état de la malade s'aggrave sensiblement; la fièvre offre des exacerbations vespérales très-accusées. Le pouls augmente de fréquence et devient plus irrégulier (134, 138, 140, 144). La respiration est de plus en plus embarrassée, le murmure vésiculaire est voilé par l'extrême abondance des râles sibilants et de ronchus sonores qui remplissent la poitrine.

L'auscultation du cœur est rendue très-difficile par la présence des râles bronchiques, cependant il nous est possible d'entendre, au niveau de la pointe du cœur, un léger souffle au premier temps qui couvre une partie du petit silence.

Le 4. L'enfant reste abattue, prostrée, dans le décubitus latéral, et ne se réveille de sa torpeur que pour essayer d'expulser, par de bruyants efforts d'expiration, les mucosités qui encombrent sa trachée.

Le 5. L'enfant succombe dans la nuit à une heure.

Autopsie faite le 6 juin à dix heures et demie environ, trente-trois heures après la mort.

Cadavre sans sugillations.

Larynx. La muqueuse est encore tapissée d'une épaisse couche de fausses membranes.

A l'ouverture du thorax, les *poumons* paraissent sains et ne présentent qu'un emphysème marginal assez étendu. Ils sont insufflables en tous les points et reprennent, par l'insufflation, leur coloration grise rosée à la surface et rouge à la coupe. L'examen le plus attentif ne révèle aucune lésion inflammatoire ni embolique.

Les *ganglions* péri-bronchiques et trachéaux sont extrêmement volumineux; à la face postérieure de la trachée et au niveau de sa bifurcation, on trouve une masse ganglionnaire multilobée, du volume d'un gros œuf de pigeon, située immédiatement au-dessous de l'éperon inférieur de la trachée. En recherchant les branches de l'artère pulmonaire, il est facile de constater autour de sa branche droite un chapelet ganglionnaire qui comprime légèrement ce vaisseau, mais sans oblitérer sa lumière.

La muqueuse de la trachée et des bronches est rouge, épaissie, en partie dépouillée de son épithélium, mais sans aucune trace de fausses membranes.

Les petites bronches sont pleines de mucosités visqueuses et adhérentes.

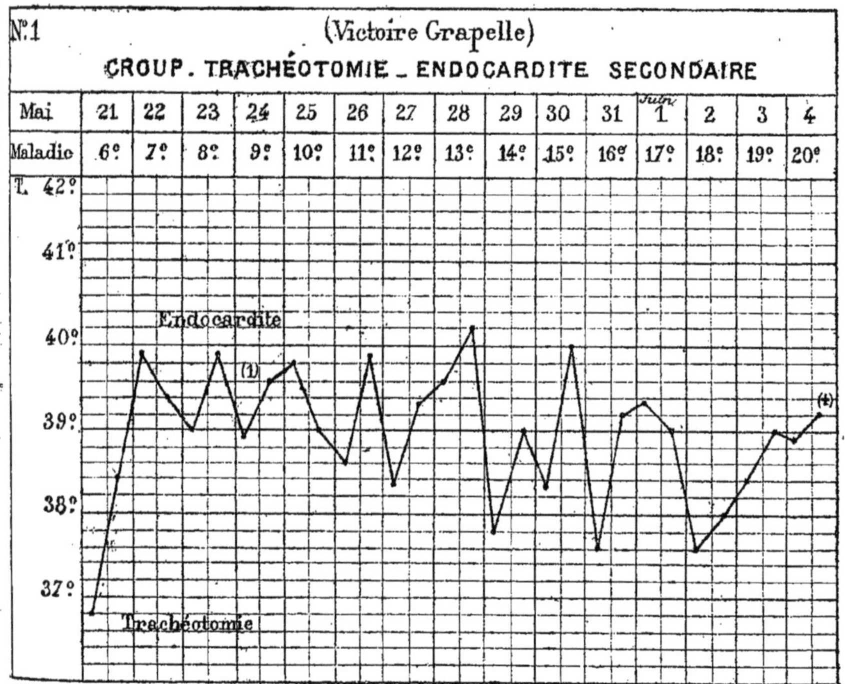

(1) *Eruption rubéoliforme.*
(+) *Morte à 1 heure du matin.*

Cœur. Augmentation légère de son volume. Dilatation manifeste du ventricule gauche, fibres charnues de coloration et de consistance normales. Le feuillet pariétal de l'endocarde, qui tapisse l'oreillette gauche et la cavité du ventricule correspondant, offre une rougeur diffuse et un épaississement notables. La lésion est surtout accusée sur la valvule nitrale. On constate, en effet, sur sa face supérieure ou auriculaire près de son bord libre, une traînée de végétations miliaires, rouges, formant comme un feston saillant autour de chaque valve. Au sommet de ces petites éminences mamillaires, on aperçoit à la loupe de fins dépôts fibrineux, faciles à détacher avec la pointe d'une aiguille,

Les cavités gauches sont remplies de caillots fibrineux. épais, consistants, de coloration jaunâtre, enchevêtrés dans les mailles et les anfractuosités interpapillaires. Le ventricule droit ne renferme que des coagulations noirâtres qui se désagrégent en partie sous un filet d'eau.

Le sang qui remplit les grosses veines intra-thoraciques est liquide, rouge-brun et sans la moindre coagulation.

Les autres organes sont normaux. Les *reins* sont fortement hypérémiés, mais l'examen au microscope n'y révèle aucune altération appréciable de structure.

Le *cerveau* et les membranes n'offrent aucune particularité digne d'être notées.

Les sinus de la dure-mère et les veines méningées sont gorgés de sang noirâtre, liquide ; en aucun point on ne trouve de thrombose.

OBSERVATION XIX.

Croup. — Trachéotomie. — Pneumonie lobulaire. — Endocardite végétante aiguë. — Mort (Tracé thermique).

Flurin (Louise), âgée de 2 ans, entrée le 10 juin 1872, salle Sainte-Catherine n° 1.

Malade depuis quatre jours, a pris deux vomitifs (probablement de l'ipéca) qui n'ont produit que des évacuations insuffisantes.

Elle est venue pendant trois jours consécutifs à l'hôpital ; mais la mère, voyant l'état de l'enfant s'aggraver, s'est décidée à la laisser dans les salles.

10 juin. Depuis son entrée, l'enfant a eu deux accès de suffocation, toux croupale, voix éteinte, anesthésie complète ; dès son entrée, 0,025 de tartre stibié lui ont été donnés, mais sont restés sans effet (trois heures et demie).

A quatre heures, elle a été prise d'un accès si violent de suffocation que la trachéotomie a été jugée urgente : l'opération est faite sans accident et sans hémorrhagie, mais l'enfant reste cyanosée plus d'une heure après l'opération.

Depuis la trachéotomie (6 heures), le gargouillement produit par les mucosités n'a pas cessé; la face est bouffie, la dyspnée considérable (52 resp.), le pouls irrégulier, petit, très-fréquent (148), la température très-élevée (40°) ; les urines ne renferment pas d'albumine.

L'enfant a expulsé quelques lambeaux membraneux après l'opération.

A l'auscultation, on n'entend que le bruit trachéal mêlé de gros ronchus sonores.

Le 11. L'enfant paraît être mieux ce matin : sa peau est fraîche, son pouls moins accéléré (118, Température 39°4), mais la canule est remplie de mucosités jaunâtres, épaisses et visqueuses.

Leucocytose très-marquée ; sous le champ du microscope, on peu distinguer 30 globules blancs. On trouve, en outre, une infinité de petits corpuscules ressemblant à de grosses granulations, et qui nous paraissent être des globulins ; les globules rouges s'altèrent très-promptement, s'agrégent et se confondent bientôt en une masse informe constituée par des amas d'hématies déformées.

Le 12. Sensibilité intacte aujourd'hui ; peau fraîche, face encore

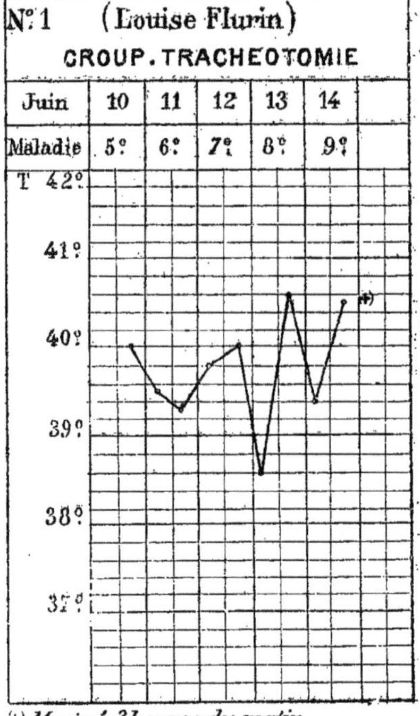

(+) Morte à 3 heures du matin

bouffie ; mêmes caractères du sang ; les urines n'ont pas été examinées ; la canule n'est pas encore noircie ; la plaie est blafarde et recouverte d'une couche diphtéroïde ; différence de résonnance des deux côtés, à droite submatité légère.

Le 13. Dyspnée extrême, narines dilatées, soulevées fortement à chaque effort inspiratoire, respiration expiratrice et presque suspirieuse, peau brûlante, fièvre excessive, surtout le soir (40°6), pouls insensible ; urines non albumineuses. Canule noircie sur une grande surface, matité à droite, râles sous-crépitants à la base.

Le 14. L'état de l'enfant ne fait qu'empirer ; la mort paraît prochaine.

Le 15. Mort à trois heures du matin.

Autopsie, faite le 16 juin, à dix heures, trente-une heures après la mort. Cadavre couvert de sugillations nombreuses et diffuses, teinte violâtre de la peau de l'abdomen.

Larynx. Tapissé de fausses membranes en partie solides, en partie diffluentes, remplissant les ventricules de la cavité laryngée.

Trachée. Muqueuse partrachéale semée d'aspérités et d'ecchymoses, pas de fausses membranes ni d'ulcérations imputables à la canule.

Bronches. Remplies de mucosités visqueuses, mais sans traces de fausses membranes.

Poumons emphysémateux au sommet et sur leurs bords ; le lobe inférieur du poumon gauche offre l'apparence extérieure de l'hépatisation rouge, sa surface et sa base sont parsemées d'ecchymoses sous-pleurales.

Pas de thrombose apparente des veinules pulmonaires ni des artérioles.

A la coupe, le lobe inférieur du poumon gauche n'offre pas une surface homogène. On distingue sur le fond rouge brunâtre quelques points jaunâtres plus saillants, probablement dus à de petits noyaux de pneumonie vésiculaire.

Les parties hépatisées ne sont pas nettement circonscrites et n'offrent pas la disposition habituelle des infarctus emboliques ; ce sont plutôt des foyers disséminés de pneumonie lobulaire diffuse.

Certaines portions du parenchyme surnagent, d'autres se précipitent au fond de l'eau ; si l'on prend un fragment plus volumineux, il surnage aisément.

Ganglions bronchiques, modérément tuméfiés et violacés, en certains points traces d'adénite caséeuse.

Ganglions péritrachéaux volumineux, enflammés, surtout à la partie supérieure de la trachée et au voisinage de la plaie.

Cœur, de volume et de consistance normale, fibre charnue, ferme, mais un peu décolorée.

Endocardite aiguë très-accusée sur la valvule mitrale; rougeurs et végétations nombreuses sur la face supérieure et sur le bord libre de la valvule.

Traces d'endocardite sur l'une des valves de la tricuspide et des sigmoïdes aortiques.

Cerveau volumineux (poids, 1170 grammes).

OBSERVATION XX.

Croup d'emblée. — Endocardite très-probable. — Trachéotomie faite à la période asphyxique. — Mort cinq heures après l'opération, au septième jour de la maladie. — Leucocytose. — Albuminurie. — Anesthésie complète.

Alexandrine Pothier, 3 ans 1/2, entrée le 2 août 1872 à l'hôpital des Enfants malades, salle Sainte-Catherine, n° 1.

Enfant pâle et chétive, tempérament nerveux, constitution délicate, n'a cependant pas fait de maladies graves, pas d'antécédents héréditaires ni d'attributs diathésiques.

2 août (vendredi). Malade depuis six jours : Dimanche elle était abattue, somnolente, assoupie. Dans la nuit elle a eu, nous dit sa mère, une très-forte fièvre.

Le lendemain, sa voix était rauque et sa toux croupale. — Mardi elle a perdu la voix. Depuis dimanche on l'a fait vomir tous les jours avec du sirop d'ipécacuanha.

Au moment de son entrée elle n'avait pas encore eu d'accès de suffocation et n'avait pas expulsé de fausses membranes.

Elle ne présentait pas le plus léger engorgement ganglionnaire; mais, le tirage était extrême; la dyspnée intense, la cyanose de la face complète et le refroidissement des extrémités très-marqué.

La toux et la voix éteintes, le murmure vésiculaire nul; l'anesthésie et l'analgésie des téguments absolues.

On pouvait impunément piquer la peau de l'enfant sur les différents points du corps, elle n'accusait pas la moindre douleur, et ne faisait aucun geste pour éloigner l'aiguille.

La respiration était serratique et le sifflement laryngo-trachéal très-intense rendait l'auscultation presque impossible.

Cependant, par intervalles, on pouvait distinguer les bruits du cœur et percevoir un léger souffle à la pointe qui paraissait correspondre au deuxième temps de la révolution cardiaque.

Les battements du cœur étaient tumultueux, précipités, lointains, sans doute une lame de poumon emphysémateux s'étalait au-devant de l'organe et en rendait moins perceptibles les contractions — hypothèse que venait confirmer l'existence d'une sonorité exagérée dans toute la partie supérieure de la région précordiale.

La face était pâle, livide, les lèvres violacées, les paupières bleuâtres, l'haleine froide; l'enfant semblait inanimée, agonisante.

En présence de l'asphyxie menaçante, la trachéotomie est aussitôt pratiquée et se fait sans difficulté et sans hémorrhagie.

Le teint de l'enfant, aussitôt la canule introduite, reprend sa coloration rosée; son regard, naguère éteint, s'anime; le murmure vésiculaire est maintenant facile à percevoir dans toute sa pureté; sauf du côté droit de la poitrine où il est mêlé de râles sifflants assez nombreux et disséminés.

La sensibilité, cependant, reste longtemps à revenir; dix minutes après l'opération, elle est encore très-obtuse.

La sensibilité à la douleur est la dernière à reparaître et ce n'est qu'après vingt minutes qu'elle recouvre son intégrité complète.

L'amélioration n'a été que de courte durée, car une heure après l'opération, la dyspnée reparaît plus intense qu'auparavant : l'enfant se remue, s'agite sans cesse, et après avoir expulsé quelques lambeaux membraneux, qui sont immédiatement recueillis, elle s'est éteinte à 5 heures 1/2 (5 heures après l'opération).

Le sang, examiné aussitôt après la trachéotomie, présentait une augmentation relative du chiffre des leucocytes avec l'objectif (5) et l'oculaire (1), c'est-à-dire à un grossissement de 300 diamètres on peut compter 60 leucocytes sous le champ du microscope.

Au milieu des globules rouges, très-prompts à s'altérer, on aperçoit une série de petites granulations qui nous paraissent être des globulins.

Des urines retirées à l'aide du cathétérisme, et traitées par la chaleur et par l'acide nitrique donnent un abondant précipité albumineux.

Immédiatement après la mort, nous avons retiré du cœur de l'enfant, à l'aide de l'appareil de Dieulafoy, 20 grammes de sang liquide qui ont été aussitôt injectés dans la veine crurale d'un apin; — le sang contenu dans le corps de pompe de l'appareil pneumatique ne s'est pas coagulé, et partant a pu être injecté liquide et sans altération dans le système circulatoire de l'animal qui jusqu'ici n'a présenté d'autres symptômes qu'une diminution notable de l'appétit pendant les deux premiers jours; sa santé s'est complétement rétablie depuis cette époque, et nous n'avons noté aucune manifestation diphthéritique dans les organes.

Une opposition formelle mise par les parents ne nous a pas per-de pratiquer la nécropsie.

OBSERVATION XXI.

Angine couenneuse. — Croup. — Endocardite légère. — Traitement par le tartre stibié. — Guérison rapide et complète le treizième jour.

Aurélie Canard, âgée de 3 ans et demi, entrée le 21 juillet 1872, à l'hôpital des Enfants-Malades, salle Sainte-Catherine, n° 23.

Antécédents. Malade depuis quatre jours, début par angine et toux légère. Pendant trois jours sa mère ne lui a administré pour tout remède que de la tisane de mauve. Avant-hier sa voix s'est éteinte, la toux est devenue croupale; elle a eu hier trois accès de suffocation, le dernier qui a été très-intense, a fait un instant craindre pour ses jours; dans la matinée elle a eu encore deux nouveaux accès.

L'enfant paraît avoir contracté sa maladie en allant visiter avec sa mère une de ses petites amies, atteinte d'angine couenneuse, qui habite la même maison qu'elle.

Bonne santé habituelle, pas de maladies antérieures, sauf un impétigo de la face et du cuir chevelu dont elle porte encore la trace.

Au moment de son entrée la respiration est serratique, le tirage modéré, la face pâle; les lèvres conservent encore leur coloration rosée.

Elle porte sous l'angle de la mâchoire, un double engorgement ganglionnaire du volume d'un gros œuf de pigeon. A l'examen de l'arrière-bouche, on aperçoit deux plaques pseudo-membraneuses jaunâtres sur les amygdales qui sont d'un rouge vif et notablement augmentées de volume.

L'exploration de la sensibilité cutanée révèle une analgésie très-marquée; on peut piquer assez profondément la peau du front, de la joue, des membres, sans que l'enfant accuse la moindre douleur; elle sent un peu la piqûre mais son visage n'exprime pas la souffrance. Si l'on vient à la toucher avec un objet froid (un abaisse-langue en acier), l'enfant l'écarte aussitôt avec sa main comme si cette impression lui était désagréable.

A l'auscultation de la poitrine, l'expansion vésiculaire est très-incomplète et voilée par de gros ronchus sonores et par le sifflement laryngo-trachéal.

L'auscultation du cœur est rendue très-difficile par la présence des râles bronchiques et trachéaux; mais le premier bruit cardiaque à la pointe nous semble voilé et soufflant, tandis qu'à la base il est net et bien frappé; ce qui nous fait soupçonner plutôt qu'affirmer l'existence d'une légère endocardite de la valvule mitrale.

Le pouls est irrégulier, vif et fréquent (138 puls.); la température générale peu élevée relativement à la chaleur sèche de la peau (38°6).

Malgré la dyspnée considérable, la trachéotomie ne paraissant pas urgente est différée, et on administre à l'enfant 0,05 centigr. de tartre stibié en une fois dans 60 grammes de véhicule; cette forte dose comparativement au jeune âge de la malade, provoque chez elle quelques vomissements suivis d'abondantes selles.

22 juillet. L'enfant offre ce matin une amélioration sensible dans son état, sa voix est plus claire, son facies est presque naturel.

Le murmure vésiculaire s'entend bien, la respiration n'est pas serratique, la toux n'est plus grasse.

Le tartre stibié est donné à la même dose par cuillerées à bouche toutes les heures, en même temps que l'enfant prend des potages épais.

Le 23. La respiration est très-nette, l'expansion vésiculaire de plus en plus ample; mais l'auscultation révèle la présence d'un léger souffle à la pointe du cœur que nous avions soupçonné l'avant-veille.

Le 24. Même état. Rougeur érythémateuse du visage.

Le 28. L'enfant sort aujourd'hui guérie.

OBSERVATION XXII.

Angine couenneuse. — Croup. — Endocardite valvulaire subaiguë. — Guérison complète au dix-neuvième jour. (Tracé thermique.)

Causandey (Louise), gée de 4 ans, entrée le 19 juillet à minuit à l'hôpital des Enfants-Malades, salle Sainte-Catherine, n° 4.

Sa maladie a débuté, il y a dix jours, par une angine couenneuse que l'on ne retrouve plus aujourd'hui. Hier, le croup s'est déclaré et aurait produit, au dire de la mère, un accès de suffocation très-violent. La respiration est un peu siflante (32 respirations), la voix presque éteinte, la toux croupale; mais la résonnance de la poitrine reste bonne; le murmure vésiculaire est cependant très-affaibli.

L'enfant a pris un vomitif hier (ipéca) qui a provoqué l'expulsion de quelques lambeaux membraneux que la mère a conservés.

La peau est modérément chaude sur les parties couvertes, et froide aux extrémités (36°6). Le pouls assez fréquent (132). La sensibilité est à peine émoussée.

Les urines sont rares, pâles, sans sédiment; traitées par l'acide nitrique et par la chaleur, elles ne renferment pas d'albumine. L'examen microscopique du sang ne montre pas d'augmentation notable des globules blancs.

L'auscultation du cœur fait entendre un très-léger prolongement du premier bruit, surtout marqué entre le mamelon et l'appendice xiphoïde. — Traitement : tartre stibié 0,05 centigrammes.

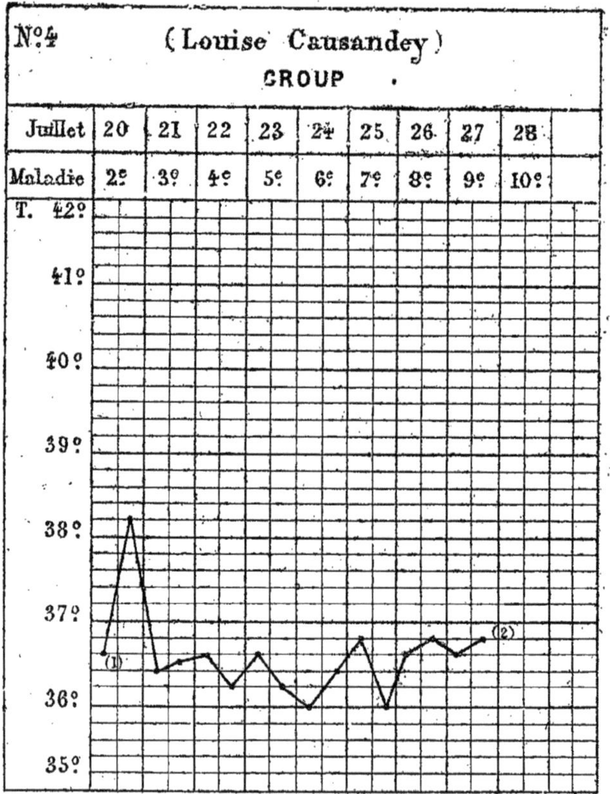

(1) *Angine depuis 10 jours — Croup depuis hier.*
(2) *Sortie guérie.*

20 juillet. L'enfant a abondamment vomi et a expulsé quelques débris pseudo-membraneux qui ont été conservés dans de l'eau alcoolisée.

Le 21. La toux est grasse. Il n'y a plus de tirage. Le facies de l'enfant est excellent. La sensibilité est intacte. Le murmure vésiculaire s'entend parfaitement et sur tous les points de la poitrine.

Le 22. L'amélioration est de plus en plus manifeste. La voix commence à revenir. La toux est grasse et catarrhale depuis trois jours ; l'enfant n'a pas de fièvre.

Le 23. Le tartre stibié est supprimé aujourd'hui.

Le 28. Exeat. Complétement guérie.

OBSERVATION XXIII.

Croup. — Trachéotomie. — Pneumonie secondaire. — Mort le cinquième jour.—Autopsie.—Endocardite.—Bronchite ulcéreuse.

Alphonsine Lashermes, 3 ans, entrée le 28 juin, salle Sainte-Geneviève, nº 9, service de M. Roger.

On amène cette enfant le 28 juin. Depuis quatre ou cinq jours elle est atteinte d'une angine couenneuse très-légère ; un mois auparavant, elle avait eu la rougeole, mais depuis trois semaines elle n'en ressentait plus de traces. Depuis la veille, symptômes de croup confirmés dans la nuit du 27 au 28, par un accès de suffocation.

Vers onze heures du matin, l'enfant est prise d'un nouvel accès de suffocation ; on la trouve avec la voix éteinte, du sifflement laryngé : les ganglions cervicaux ne paraissent pas très-tuméfiés, commencement de tirage. La respiration est très-faible, sans râles. La trachéotomie est faite à une heure de l'après-midi, dans d'assez bonnes conditions : l'opération marche bien, sauf le troisième temps, l'introduction de la canule qui est un peu difficile ; légère hémorrhagie pendant l'opération.

Le soir, l'état général est bon, il n'y a pas de dyspnée. La fièvre est moyenne (120).

29 juin. Pas d'expulsion de fausses membranes, nuit bonne, pouls, 120. On est frappé de la salivation excessive de l'enfant qui bave constamment. L'auscultation ne fait pas entendre de râles. Inappétence :

Chlorate de potasse. . .	4 gr.
Sirop de digitale.	10 gr.

Le soir. La fièvre s'est allumée très-fort : pouls 180. L'enfant est abattue, bien qu'il y ait peu de dyspnée ; elle refuse toute nourriture.

Le 30. La fièvre et la chaleur sont toujours vives, pouls 140. Cependant le sommeil a été assez tranquille, et l'auscultation reste bonne.

Même état le soir : chaleur considérable, 40°6. Anorexie. Salivation incessante.

1er juillet. La respiration est plus haute et plus fréquente. Nuit mauvaise, insomnie. Quelques râles dans la poitrine sans matité. Fièvre et chaleur toujours considérables. Etat général mauvais : au cou, il y a localement du gonflement, une éruption pustuleuse autour de la plaie, un peu de diphthérite des bords de l'incision. La sonde est enlevée. L'enfant respire bien, le métal n'est pas taché de noir. — Potion avec 0,50 cent. d'acide phénique.

Soir. — On trouve l'enfant s'asphyxiant graduellement sans tirage bien marqué, mais déjà cyanosée; on lui remet la canule : une quinte de toux la débarrasse d'une grande quantité de mucosités concrètes. La fièvre est toujours très-vive, le pouls petit et précipité.

L'auscultation du cœur, qui avait été pratiquée avec beaucoup de soin déjà la veille, en raison de la possibilité d'une endocardite, est réitérée : on ne compte pas le moindre bruit de souffle.

Le 2. Aggravation, dyspnée, râles abondants dans la poitrine aux deux bases, surtout à gauche. Bords de la plaie diphthérisés. Affaiblissement et adynamie. Le soir, pouls à 180, agitation et dyspnée croissantes.

Le lendemain matin, on la trouve agonisante; elle meurt à dix heures du matin.

Autopsie.

L'incision de la *trachée* comprend 8 anneaux, et a environ 3 ou 4 cent. de longueur.

La muqueuse de la trachée est ulcérée, et sa surface offre l'aspect de la bronchite chronique des vieillards : on ne trouve sur cette surface aucune fausse membrane. Les *bronches*, suivies jusqu'à leurs dernières ramifications, présentent, à un moindre degré, cette même altération, mais nulle part trace de fausses membranes.

Les *poumons* ne présentent à leur surface ni ecchymose, ni coloration noirâtre; le parenchyme n'offre pas non plus de noyaux de pneumonie vésiculaire, ni d'infarctus. Des fragments du parenchyme pulmonaire, pris en divers points et plongés dans l'eau, surnagent bien. A la partie inférieure du lobe supérieur du poumon droit, on trouve les traces d'une pneumonie lobulaire diffuse, qu'on ne reconnaît qu'à la malléabilité du tissu qui se déchire sous le doigt et se laisse pénétrer aisément ; on peut aussi creuser dans la parenchyme, avec la pulpe du doigt, de véritables vacuoles.

Dans la scissure interlobaire correspondante, on trouve des ganglions volumineux tuméfiés, dont la coupe est grisâtre et le contenu noirâtre.

Les *ganglions* péribronchiques et trachéaux sont également volumineux, indurés à la surface et ramollis au centre.

Le *cœur* est pâle, mou et un peu flasque. Les cavités droites sont remplies de caillots cruoriques et d'un sang couleur lie de vin. Un caillot, en partie fibrineux, en partie cruorique, s'étend dans l'artère pulmonaire jusqu'à sa bifurcation, mais il pourrait être d'origine post mortem.

La valvule mitrale offre, à la partie marginale de sa face supérieure, un double contour de végétations fines et d'aspect légèrement tomenteux, qui circonscrivent d'un liséré gris rosé tout le bord de cette valvule.

Les valves de la valvule sigmoïde sont rouges, mais leur coloration pourrait être imputable à l'imbibition cadavérique, n'était un petit nodule situé en dedans de celui d'Arantius, et qui est évidemment dû à un épaississement interstitiel, d'origine inflammatoire.

La valvule tricuspide offre aussi vers son bord une coloration rosée, et paraît légèrement épaissie ; mais cette dernière lésion est à peine appréciable.

En résumé : Endocardite mitrale manifeste, endocardite sigmoïde aortique moins marquée, endocardite tricuspide très-légère, pneumonie lobulaire très-minime.

La partie clinique de cette observation nous a été fournie par notre collègue Rendu qui a bien voulu nous communiquer aussi la suivante ; les détails nécroscopiques ont été recueillis par nous.

OBSERVATION XXIV.

Angine couenneuse toxique. — Disparition rapide des couennes. — Accès fébriles intermittents dans le cours de la maladie. — Endocardite. — Paralysie diphtéritique généralisée. — Mort dans le collapsus. — Autopsie. (Dégénérescence cireuse des muscles.)

Jules de la Jonchère, 13 ans 1/2, entre à la salle Saint-Louis, n° 11, service de M. Roger, le 10 juin 1872.

Malade depuis huit jours, peut-être par contagion d'un autre enfant qui succomba à l'angine couenneuse dans la même pension. Le début de la maladie a été très-graduel et insidieux, ce n'est que depuis quatre jours qu'il éprouve des accidents sérieux. Il se présente avec des signes locaux graves : adénite double, intense, fétidité excessive de l'haleine, couennes épaisses d'un gris noirâtre autour de la luette et des amygdales; anorexie complète. Du reste, peu de fièvre. Pouls 120. Pas de dyspnée, peu d'abattement. Depuis ce matin, il présente un peu d'altération dans le timbre de la voix. T. 39°.

Chlorate de potasse 6 grammes. — Touché avec du citron. — Irrigations d'eau de chaux.

19 juin. Même état, adénite toujours énorme, plus marquée à droite qu'à gauche ; la face postérieure de la luette est infiltrée de grosses couennes fétides et noirâtres. Pouls 104. T. 38°. Cautérisations avec la soude caustique ; chlorate de potasse et de chaux.

Le soir, on constate déjà un peu d'amélioration locale, les couennes sont plus jaunâtres, tirant sur le vert, et moins adhérentes. L'adénite a notablement diminué ainsi que la fièvre ; pouls 90. T. 37°,6. — Peu de douleur à la déglutition, un peu d'appétit; légère épistaxis dans la soirée.

Le 20. Le mieux continue, l'adénite diminue sensiblement; on supprime la soude caustique pour n'employer que le citron et les irrigations d'eau de chaux. T. 37°,5. Chlorate de potasse 5 gr.

Le soir, il reste seulement une couenne peu tenace sur l'amygdale droite, la luette est complétement dégagée. Nouvelle épistaxis dans la journée. T. 37°,8.

Le 21. Bonne journée. Encore une couenne insignifiante sur l'amygdale droite. Matin, T. 37°,3. Soir, 38°,3.

Le 22. Le mieux n'est pas de longue durée : dès le 22, il est pris, dans l'après-midi, d'un violent accès de fièvre, avec frisson, céphalalgie. La température, le matin, à 37°,2, passe brusquement à 40°,5, le pouls de 90 à 120.

Le 23. On trouve l'enfant relativement bien, quoique fatigué. P. 100, T. 37 ,2.

Le soir, nouvel accès à la même heure que la veille. T. 40°8. On trouve la rate volumineuse. En recherchant les antécédents, on apprend qu'il avait déjà eu des fièvres d'accès un mois auparavant. (Sulfate de quinine 0,40.)

Le 24. Un peu de nasonnement; les boissons commencent à revenir par le nez, quand il avale un peu vite ; ceci est d'autant plus précoce qu'il reste encore une petite fausse membrane sur l'amygdale droite. T. 37°,5.

Le soir, l'accès revient un peu moins fort que la veille. T. 40°5.

Le 25. L'enfant s'affaiblit; il n'a pas d'appétit, sa paralysie du voile du palais n'est pas douteuse ; le pouls perd de son impulsion. L'angine a eu aussi un peu de recrudescence et l'adénite est plus forte que les jours précédents. La température du matin reste bonne, 37°5.— Potion avec 0,50 d'acide phénique.

Le soir, accès fébrile très-fort 40°,8. — On donne 1 gramme de sulfate de quinine immédiatement après.

Le 26. L'accès fébrile est sensiblement modifié, la température donne 39_0 (matin 38°,4). État général peu satisfaisant. Affaiblissement et inappétence excessives.

Le 27. A la seconde dose de sulfate de quinine, l'accès a été supprimé. Le matin 37°. Le soir 37°,8.

Le 29. Encore quelques petits frissons irréguliers. Bien que l'angine n'est pas augmentée, l'adénite a reparu. T. soir, 39°. La paralysie du voile du palais reste stationnaire.

1er juillet. L'enfant à qui on a permis de se lever, est pris de faiblesse et de battements de cœur pour peu qu'il marche. On est frappé des caractères du pouls qui est fréquent, petit et ondulant. L'oreille perçoit un bruit de souffle léger, systolique, limité à la pointe. Un peu en dedans, on perçoit un bruit de galop, avec dédoublement évident du deuxième bruit, ne suivant pas les mouvements respiratoires ; matité précordiale surtout étendue en largeur, faible impulsion du cœur, évidemment, il existe un peu d'épanchement péricardique.

Le 2. Mêmes symptômes avec augmentation de la fièvre et de la faiblesse. — Potion avec 4 gr. extrait de quinquina, 1 granule de digitaline.

Soir. La matité précordiale a un peu diminué, mais le souffle est plus fort et manifestement endocardique. Le bruit de galop s'entend encore, mais plus sourd. T. 37°. — 3 ventouses scarifiées.

Le 3. Souffle endocardique de plus en plus net. Persistance du bruit de galop. L'état général décline, la paralysie du voile du palais fait des progrès, il s'y joint une excessive faiblesse. (48 au dynamomètre de la main droite, 42 de la gauche). Inappétence et anorexie absolue.

Le 4. Aucune amélioration. — Vésicatoire à la région précordiale, quassia amara.

Soir. — Pouls ondulant, pâleur excessive, teint cireux, anémie extrême; nasonnement et paralysie palatine croissante. T. 37°,7.

Le 5. Aggravation, faiblesse de plus en plus prononcée. La contractilité électrique est cependant conservée mais lente. La matité précordiale a plutôt un peu diminué. Elle ne remonte en haut qu'à la deuxième côte au lieu de la première. L'endocardite reste la même.

Soir. Pouls irrégulier de 140 à 200.

Le 6. Le pouls est devenu imperceptible, le visage est pâle et bouffi, le cœur se contracte imparfaitement et convulsivement : le souffle en paraît diminué. Pas de souffle carotidien. — Café, quinquina, potion avec l'eau de vie.

Le 8. Décadence croissante des forces, bien que l'enfant se trouve mieux; le pouls est filiforme, le souffle ne s'entend plus : il se produit de l'excitation cérébrale et du subdélirium ; de la dyspnée survient; de temps à autre il pousse des cris, comme s'il se formait des caillots dans le cœur. Ses pieds sont un peu œdématiés. (T. 39°,2). Le cou est peu gonflé et rouge.

Le soir, la respiration est rapide (72 par minute) le pouls est incomptable.

La 9. On le trouve le matin agonisant, avec une chaleur de 40°8. Mort à midi.

Autopsie le 10 juillet.

Voile du palais, base de la langue, pharynx et larynx d'une rougeur violacée diffuse ; exsudats sanieux sur les amygdales, qui sont légèrement érodées. La luette est grisâtre, encore boursouflée et œdémateuse.

Le tissu cellulaire du cou est infiltré de pus épais qui s'étend sous forme de lamelle au-dessous de l'aponévrose moyenne autour du corps thyroïde. Cet organe est gonflé, mollasse et sur quelques points diffluent. Les ganglions cervicaux sont ramollis, quelques uns sanieux et putrilagineux. Autour il existe une infiltration séro-sanguine des muscles.

Double épanchement pleural formé de sérosité sanglante; environ 300 gr. dans chaque plèvre.

Les *poumons* sont flasques, très-splénisés, le gauche est même hépatisé (hypostase), pas d'îlots de pneumonie lobulaire disséminés, et son tissu infiltré tombe au fond de l'eau. A la coupe, il s'échappe une sérosité brune, de couleur sépia. Sous la plèvre existent de larges ecchymoses et des suffusions sanguines ponctuées.

Le *cœur* est très-volumineux, mou et dilaté. Il présente des ecchymoses sous-péricardiques, surtout prononcées à la base le long des artères coronaires, mais aucune trace de fausse membrane. A peine deux cuillerées à bouche de sérosité sanguinolente dans le sac péricardiaque. Le tissu du muscle est jaunâtre, teinte feuille morte. Sur les bords de la valvule mitrale existe manifestement de l'endocardite végétante. Dans les deux ventricules, on trouve des caillots rétractés, fibrineux, petits et mollasses.

Rate volumineuse et molle.

La moelle est saine en apparence, non ramollie.

A l'examen microscopique, elle est trouvée très-peu altérée par M. Damaschino, et les muscles sont atteints de dégénérescence cireuse, non granuleuse, ce qui n'est pas ordinaire.

OBSERVATION XXV.

Angine diphthérique. — Secondairement stomatite et vulvo-vaginite gangréneuse. — Endocardite valvulaire (mitrale et tricuspide).

Rozé (Louise), âgée de 15 mois, entre le 16 août 1872 (salle Sainte-Pauline, nº 32, service de M. Giraldès), à l'hôpital des Enfants-Malades.

Antécédents et commémoratifs : Malade depuis six jours. La mère (qui la nourrit) affirme qu'elle était bien portante auparavant. N'a jamais eu aucune des maladies de l'enfance.

Début par une angine légère. Refus de prendre le sein. Cris dans la nuit. Deux jours après, gonflement des grandes lèvres ; érosions de la vulve. Dépérissement rapide.

Etat actuel. Les grandes lèvres sont tuméfiées, rouges, tendues, du volume chacune d'un œuf de poule. La muqueuse est tapissée par places de pseudo-membranes assez adhérentes pour résister au frottement d'un linge passé sur elles ; en d'autres points, érosions d'un fond rouge sale. Les mêmes lésions s'observent à l'entrée du vagin. Ganglions inguinaux fort peu engorgés.

Dans la bouche, on trouve sur les piliers, la luette de larges plaques blanches à bords réguliers, pseudo-membranes moins adhérentes que celles de la vulve et plus blanches que dans les diphthéries ordinaires. Ganglions sous-maxillaires volumineux.

La voix n'est pas éteinte. Respiration libre. Tissus pâles, anémiés. Amaigrissement. Refuse le lait, toute nourriture. Regard abattu. Peau froide. Temp. 38°2.

Traitement. Potion chlorate de potasse. Pansement : solution boratée.

17 août. Voix un peu étouffée. Respiration libre. Pas de râles dans les poumons. Diarrhée fétide. L'enfant s'affaiblit beaucoup.

Le 18. Pouls petit, précipité. Facies profondément altéré. Tissus d'un blanc cireux. Engorgement des ganglions sous-maxillaires excessivement prononcé. Tàches grises et violacées dans le pharynx. Haleine très-fétide. Murmure vésiculaire diminué. Plaques de sphacèle sur les grandes lèvres.

Soir. Respiration 56. Pouls 142, filiforme irrégulier. Respiration anxieuse, irrégulière. A eu un accès de suffocation dans l'après-midi. Anesthésie. Cyanose de la face. Plaques gangréneuses à la vulve. Mort à sept heures du soir..

Autopsie : quarante heures après la mort.

Cadavre assez bien conservé malgré la température élevée de cette saison.

Plaques gangréneuses avec ulcérations et détritus d'un gris noir et sale sur les piliers, le voile du palais et dans le pharynx. Ganglions sous-maxillaires assez volumineux, non ramollis, plus développés du côté gauche que du côté droit.

L'épiglotte est couverte de détritus noirâtres assez adhérents et ses bords sont déchiquetés par de petites ulcérations. Ces mèmes détritus se retrouvent dans le larynx; un filet d'eau les chasse aisément. A la face antéro-interne du *larynx,* entre les cordes vocales, on remarque une ulcération assez prononcée (un petit grain de chénevis). Injection vasculaire des conduits trachéo-bronchiques, sans fausses membranes.

Le *poumon* gauche est dans le lobe inférieur le siége d'une congestion intense ; mais il crépite encore sous le doigt. Cet état se remarque aussi dans le lobe inférieur du poumon droit, mais à un degré plus avancé. Presque plus de crépitation. Coloration extrêmement foncée de parenchyme. Densité moindre cependant que dans la pneumonie.

Le lobe moyen présente dans toute son étendue de petits foyers hémorrhagiques qui tranchent d'une façon très-marquée sur les ilôts de parenchyme sain et qui donnent au poumon l'aspect d'un marbre foncé. Ces foyers varient de la dimension d'un pois à une petite noisette. Puis, à ce niveau, le tissu pulmonaire crépite encore et ne tombe pas au fond de l'eau.

Cœur. 15 grammes de sérosité transparente dans le péricarde. La fibre charnue du cœur paraît saine. Quelques caillots cruoriques dans le cœur droit, faciles à dissocier sous un filet d'eau. Dans le ventricule gauche, léger caillot fibrineux de 0,04 de long sur 0,005 de largeur et d'épaisseur, soulevant les valvules sigmoïdes et faisant saillie dans l'aorte.

La valvule mitrale est le siége d'un léger épaississement avec nodosités saillantes sur le bord flottant de la vulve, d'une coloration rouge pâle tranchant sur celle du reste de la valvule, ne disparaissant pas par l'action de l'eau.

La valvule tricuspide présente ces mêmes altérations, mais en outre une imbibition noirâtre s'étendant sur toutes les valves et plus prononcée aux bords.

Rien aux valvules sigmoïdes.

Foie normal.

Rate ferme, très-rouge, normale.

Les *reins* présentent une dégénérescence graisseuse assez avancée; la substance corticale étouffe la substance médullaire, au pourtour de laquelle on croit voir tout d'abord le petits foyers hémorrhagiques ; cet aspect est dû à une dilatation remarquable du réseau vasculaire veineux péripyramidal.

La gangrène ne dépasse pas la vulve et l'entrée du vagin. Pas de caillots dans les veines de voisinage.

Congestion des méninges et du cerveau, sans phénomènes macroscopiques spéciaux.

TABLE DES MATIÈRES.

Paris. A. Parent, imprimeur de la Faculté de Médecine, rue Mr-le-Prince, 31.

ENDOCARDITE VALVULAIRE AIGUË

dans le Cours de la Diphthérie.

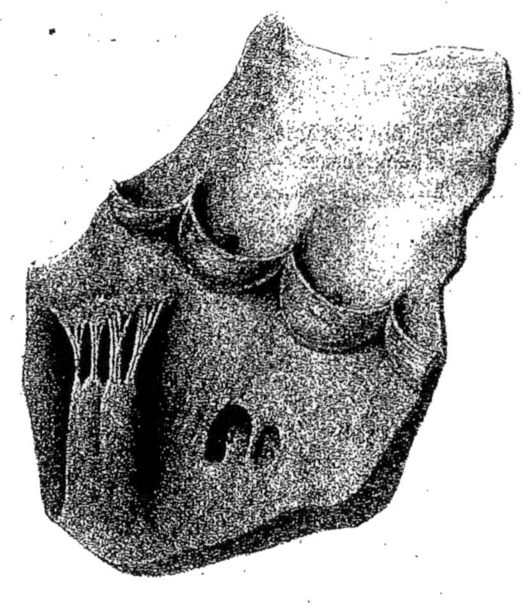

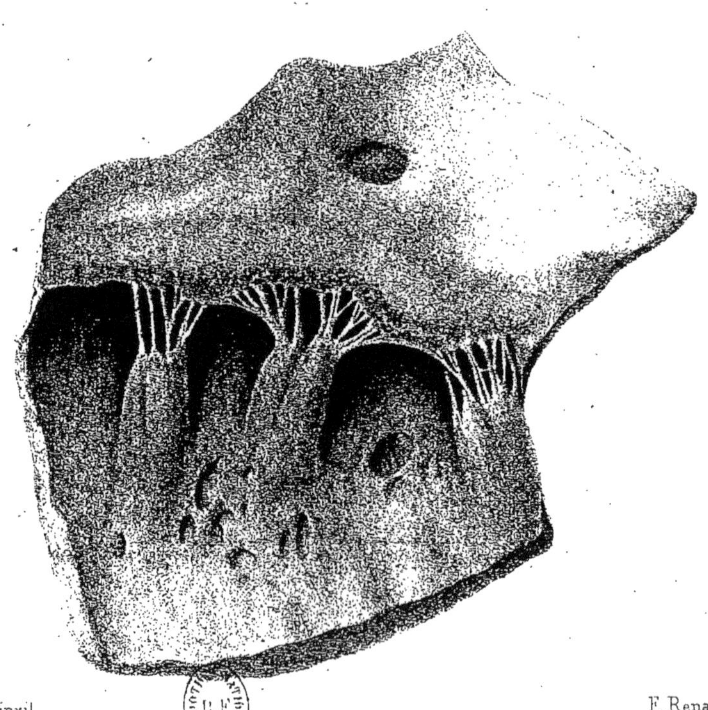

J. Robert pinxit. F. Renaudot lith.

IMP. BECQUET, PARIS.

LIBRAIRIE F. SAVY.

DESPLATS (V.) et GARIEL (C.-M.), professeurs agrégés à la Faculté de médecine de Paris. **Nouveaux éléments de physique médicale**, précédé d'une préface, par M. le professeur GAVARRET. 1 vol. petit in-8, cartonné en toile anglaise, 750 pages, avec 500 figures dans le texte. 10 fr.

DUBREUIL, professeur agrégé à la Faculté de médecine de Paris, chirurgien des hôpitaux. **Manuel d'opérations chirurgicales.** — Ligatures. — Amputations. 1 vol. in-18 cart., avec 28 planches coloriées. 10 fr.

FREY (H.), professeur à l'Université de Zurich. **Traité d'histologie et d'histochimie**, traduit de l'allemand sur la troisième édition, par le Dr P. SPILLMANN, annoté et précédé d'un appendice sur la spectroscopie du sang, par M. RANVIER, directeur adjoint du laboratoire d'histologie au Collége de France. 1 fort vol. in-8, avec 530 gravures dans le texte. 16 fr.

GAUTIER (A.), professeur agrégé à la Faculté de médecine de Paris. **Traité pratique de chimie appliquée à la médecine**, spécialement à l'hygiène, à la physiologie et à la pathologie, comprenant les observations, les théories, les applications et les méthodes analytiques les plus modernes. Paris, 1873. 1 vol. petit in-8 avec fig. dans le texte. (*Sous presse.*)

HARDY, préparateur à la Faculté de médecine de Paris. **Principes de chimie biologique.** 1 vol. in-18 de 600 pages. 7 fr.

JOULIN (D.), professeur agrégé à la Faculté de médecine de Paris. **Traité complet théorique et pratique des accouchements.** 1 fort vol. grand in-8 de 1,200 pages avec 150 figures dans le texte. 16 fr.

LAMARCK. **Philosophie zoologique**, ou exposition de considérations relatives à l'histoire naturelle des animaux, à la diversité de leur organisation et des facultés qu'ils en obtiennent, aux causes physiques qui maintiennent en eux la vie et donnent lieu aux mouvements qu'ils exécutent ; enfin, à celles qui produisent les unes le sentiment, les autres l'intelligence de ceux qui en sont doués. Nouvelle édition, revue et précédée d'une introduction biographique, par Charles MARTINS, professeur d'histoire naturelle à la Faculté de médecine de Montpellier, etc. Paris, 1873. 2 vol. in-8 de 900 pages. 12 fr.

NAQUET (A.), professeur agrégé à la Faculté de médecine de Paris. **Précis de chimie légale.** Guide pour la recherche des poisons, l'examen des armes à feu, l'analyse des cendres, l'altération des écritures, des monnaies, des alliages, des denrées, et la détermination des taches dans les expertises chimico-légales, à l'usage des médecins, pharmaciens, chimistes experts, avocats, etc. Paris, 1873. 1 vol. in-18 avec figures dans le texte. 3 fr.

RANVIER, directeur adjoint du laboratoire d'histologie au Collége de France. **Traité de technologie histologique** ou Traité du microscope appliqué à l'histologie, à la clinique et au diagnostic. Paris, 1873. 1 vol. in-8 avec 200 gravures dans le texte. (*Sous presse.*)

VERRIER (E.). **Manuel pratique de l'art des accouchements**, précédé d'une préface par PAJOT, professeur à la Faculté de médecine de Paris. 1 vol. in-18 de 700 pages avec 87 gravures dans le texte. 6 fr.

WAGNER, professeur à l'Université de Leipzig. **Nouveaux éléments de pathologie générale**, traduit de l'allemand sur la 4e édition, par les docteurs MAHAUX et DELSTANCHE. 1 vol. grand in-8 de 650 pages. 9 fr.

WEST (Ch.). D.-M., membre du Collége royal des médecins, examinateur pour les accouchements à l'Université de Londres, médecin de l'hôpital des Enfants-Malades et médecin-accoucheur des hôpitaux de Saint-Barthélemi et Middlesex. **Leçons sur les maladies des femmes**, traduites de l'anglais sur la 3e édition et considérablement annotés par Charles MAURIAC, médecin de l'hôpital du Midi. 1 fort. vol. in-8 de 875 pages. 13 fr.

WUNDERLICH, professeur de clinique médicale à l'Université de Leipzig. **De la température du corps dans les maladies.** Traduit de l'allemand sur la deuxième édition, par LABADIE-LAGRAVE, interne lauréat des hôpitaux. Précédé d'une préface par le Dr JACCOUD, médecin des hôpitaux, professeur agrégé à la Faculté de médecine de Paris. 1 vol. grand in-8 avec 41 figures dans le texte et 7 planches. 10 fr.

WUNDT, professeur à l'Université de Heidelberg. **Nouveaux éléments de physiologie humaine.** Traduits de l'allemand sur la deuxième édition, par le docteur BOUCHARD, professeur agrégé à la Faculté de médecine de Nancy. 1 vol. grand in-8, avec 150 gravures dans le texte. 14 fr.

Paris. A. PARENT, imprimeur de la Faculté de Médecine, rue Mr-le-Prince, 31.

www.ingramcontent.com/pod-product-compliance
Ingram Content Group UK Ltd.
Pitfield, Milton Keynes, MK11 3LW, UK
UKHW020152200726
13856UKWH00003B/950

9 782011 788139